脳神経外科
ケース・スタディー

病歴、神経症状、画像から脳神経外科疾患を学ぶ

宮坂 佳男 著
大和市立病院脳神経外科科長
北里大学医学部客員教授

株式会社 新興医学出版社

はじめに

脳神経外科 ケース・スタディーを執筆するにあたり、どのような形式で書こうかいろいろ考えてみました。すでに、神経内科 ケース・スタディーというすばらしい著書があり、神経疾患の局在診断の基本的な部分については詳細に記載されています。この本では、できるだけ多くの基本的な脳神経外科疾患の症例を集めました。そして、患者の病歴、神経症状および画像から疾患の種類と、その局在を診断する知識を身につけていただきたいと思います。医学部および医療系の学部の臨床実習の学生、研修医、病棟医の皆さんをはじめ、co-medicalの方々にも、暇のあるときに、ちょっとこの本を開いて、脳神経外科疾患の診断の練習をしていただきたいと考えて書きました。解説には最小限のことを記載しましたので、足りない部分は専門書や個々の文献を参考にしてください。基本的な解剖、生理の問題にはじまり、臨床問題には私が遭遇した代表的な症例を集めました。さらに、脳死やインフォームド・コンセントに関する設問も取り入れました。過去10年間に国家試験に出題された神経関係の問題は全て網羅し、さらには卒業試験レベルの問題を追加しています。学生は卒業試験、国家試験対策として、co-medicalの方々には代表的な脳神経外科疾患の臨床症状や画像所見を勉強するために利用してください。研修医、病棟医には基礎的な診断技術の修得のつもりで眺めていただきたい。また、脳神経外科専門医の受験生にはやさしすぎる問題と思われますので、この本を練習した後に、さらにレベルアップした ケース・スタディーが必要と考えています。

著　者

目次

1　脳神経外科総論 ･････････････････････････････････････ 1
2　脳神経外科各論 ･････････････････････････････････････ 29
　1）脳腫瘍（基礎問題）･･･････････････････････････････ 29
　2）脳腫瘍（発展問題）･･･････････････････････････････ 39
　3）脳血管障害（基礎問題）･･･････････････････････････ 68
　4）脳血管障害（発展問題）･･･････････････････････････ 77
　5）頭頸部外傷（基礎問題）･･･････････････････････････ 100
　6）頭頸部外傷（発展問題）･･･････････････････････････ 108
　7）水頭症・先天奇形（基礎問題）･････････････････････ 119
　8）水頭症・先天奇形（発展問題）･････････････････････ 121
　9）脊髄・末梢神経（基礎問題）･･･････････････････････ 127
　10）脊髄・末梢神経（発展問題）･･･････････････････････ 133
　11）機能的脳神経外科・てんかん･･･････････････････････ 143
　12）その他（インフォームド・コンセントなど）･････････ 145

1 脳神経外科総論

問題1 左右一対ではない構造物はどれか。

(1) 乳頭体
(2) 尾状核
(3) 松果体
(4) 第三脳室
(5) 上眼窩裂

a (1)(2)　　b (1)(5)　　c (2)(3)　　d (3)(4)　　e (4)(5)

問題1
解説：乳頭体 mammillary body は大脳辺縁系 limbic system に属し、左右一対あり、Papetz 回路（Ammon 角 → 海馬 hippocampus → 脳弓 fornix → 乳頭体 → 乳頭体視床束 mammillothalamic tract → 視床前核 anterior thalamic nuclei → 帯状回 cingulate gyrus → 帯状束 cingulum → Ammon 角）を構成する。この回路の障害で無感動 apathy、無動症 akinesia、無言症 mutism が見られる。尾状核 caudate nucleus は両側側脳室 lateral ventricle の外側部に位置する。松果体 pineal body、第三脳室 3rd ventricle はいずれも対をなさない。上眼窩裂 superior orbital fissure は左右一対で、動眼神経 oculomotor nerve、滑車神経 trochlear nerve、外転神経 abducens nerve、三叉神経 trigeminal nerve の第1枝 ophthalmic division が通過する。**解答：d**

問題2 関連性の深い組み合せはどれか。

(1) 頸静脈孔 ──── 迷走神経
(2) 上眼窩裂 ──── 視神経
(3) 卵円孔 ──── 三叉神経第1枝
(4) 正円孔 ──── 三叉神経第2枝

(5) 内耳孔 ——— 顔面神経

a (1)(2)(3)　　b (1)(2)(5)　　c (1)(4)(5)　　d (2)(3)(4)　　e (3)(4)(5)

問題2
解説：頸静脈孔 jugular foramen は舌咽神経 glossopharyngeal nerve、迷走神経 vagus nerve、副神経 accessory nerve が，上眼窩裂は動眼、滑車、外転、三叉神経第1枝、上眼静脈 superior ophthalmic vein、正円孔 foramen rotundum は三叉神経第2枝 maxillary division、卵円孔 foramen ovale は三叉神経第3枝 mandibular division、内耳孔 internal auditory canal は聴神経 acoustic nerve それに、顔面神経 facial nerve が通過する。下位脳神経のなかで舌下神経 hypoglossal nerve は頸静脈孔ではなく舌下神経管 hypoglossal canal を、視神経管 optic canal は視神経 optic nerve と、眼動脈 ophthalmic artery が通過する。
解答：c

問題3　視神経管を通過するのは以下のどれか。2つ選べ。

a　視神経
b　三叉神経第1枝
c　外転神経
d　動眼神経
e　眼動脈

問題3
解説：問題2参照。**解答**：a、e

問題4　中脳に神経核が存在するのはどれか。

(1) 外転神経
(2) 動眼神経
(3) 滑車神経

(4) 顔面神経
(5) 内耳神経

a (1)(2)　　b (1)(5)　　c (2)(3)　　d (3)(4)　　e (4)(5)

問題 4
解説：中脳 midbrain には動眼、滑車神経の核がある。後者は脳神経の中で唯一、脳幹の背側から出る神経。橋 pons には中部に三叉神経核、下部に外転、顔面、蝸牛神経核 cochlear nucleus、上前庭神経核 superior vestibular nucleus が存在し、延髄 medulla には舌下神経核、迷走神経背側核 dorsal vagal nucleus、前庭神経核 vestibular nucleus、舌咽神経に関連した孤束核 solitarii nucleus、疑核 ambiguus nucleus がある。副神経核 accessory nucleus は延髄下部から脊髄 spinal cord にかけて存在する。**解答：c**

問題 5　海綿静脈洞炎で障害されるのはどれか。

(1) 滑車神経
(2) 三叉神経
(3) 外転神経
(4) 顔面神経
(5) 舌咽神経

a (1)(2)(3)　　b (1)(2)(5)　　c (1)(4)(5)　　d (2)(3)(4)　　e (3)(4)(5)

問題 5
解説：後述する海綿静脈洞部 cavernous sinus の髄膜腫 meningioma や頸動脈海綿静脈洞瘻 carotid cavernous fistula で障害される脳神経は何かという問題と関連している（問題 64、99、129 参照）。海綿静脈洞を通過する脳神経は動眼、滑車、外転、三叉神経第 1 枝である。**解答：a**

問題6 正しい組み合せはどれか。

(1) 動眼神経麻痺――眼瞼下垂
(2) 外転神経麻痺――眼球内転
(3) 顔面神経麻痺――兎眼
(4) Horner症候群――散瞳
(5) Parinaud徴候――側方注視麻痺

a (1)(2)(3)　b (1)(2)(5)　c (1)(4)(5)　d (2)(3)(4)　e (3)(4)(5)

問題6
解説：動眼神経は外眼筋麻痺による眼球運動障害（上・下転、内転、上内方障害）、眼瞼下垂 ptosis、内眼筋麻痺による瞳孔の散大 mydriasis、対光反射消失が見られる。外転神経麻痺によって眼球は内転位に偏位する。（末梢性）顔面神経麻痺 facial nerve palsy により、鼻唇溝は浅くなり、額のしわがよらず、眼裂が広くなり閉眼できない（兎眼 lagophthalmos）。Horner症候群は上眼瞼の部分的または偽性下垂 drooping pseudoptosis（上眼板筋麻痺）、眼球陥凹 enophthalmos（ミューラー筋麻痺）、縮瞳 miosis（瞳孔散大筋麻痺）を伴う。同時に顔面、頭部、結膜などの血管拡張および同側の無汗症 anhidrosis が見られる。頸部交感神経遮断術、頸部腫瘍、視床下部梗塞、脳幹部障害（延髄外側症候群 lateral medullary syndrome、Wallenberg症候群）、脊髄傷害でも起こる。Parinaud徴候は中脳の上丘 superior colliculus レベルの障害で起こる共同上方注視麻痺である。松果体腫 pinealoma、第三脳室後半部腫瘍で見られる。**解答：a**

問題7 味覚をつかさどる神経はどれか。

(1) 顔面神経
(2) 舌咽神経
(3) 迷走神経
(4) 副神経

(5) 舌下神経

a (1)(2)　　b (1)(5)　　c (2)(3)　　d (3)(4)　　e (4)(5)

問題7
解説：顔面神経は運動枝が顔面表情筋、アブミ骨筋を支配し、中間神経は味覚（舌の前2/3）、唾液（顎下腺、耳下腺に分布）や涙（涙腺に分布）の分泌に関与する。舌咽神経は感覚神経が味覚（舌後半1/3）、咽頭、軟口蓋、口蓋垂、扁桃、鼓室の一般内臓感覚に関与する。迷走神経は運動枝は発声、嚥下に関する軟口蓋、喉頭筋、咽頭を支配する。副交感神経枝は心機能、気管支平滑筋などに関与する。感覚枝は外耳道、鼓膜、耳介後部の感覚、後頭蓋窩硬膜の痛覚に関係する。副神経は純粋な運動枝で胸鎖乳突筋、僧帽筋を支配する。副神経の核上性支配は一側性である。舌下神経も舌の運動に関係する運動枝である。
解答：a

問題8　以下の組み合せで正しいのはどれか。

a　動眼神経——縮瞳
b　三叉神経——咀嚼筋麻痺
c　顔面神経——軟口蓋の感覚低下
d　舌下神経——味覚低下
e　副神経———咽頭反射低下

問題8
解説：問題6、7を参照。三叉神経は第1枝が前額、こめかみ、頭頂部までの頭皮、上眼瞼、鼻、上眼結膜角膜、鼻腔上部、第2枝が鼻の一部、下眼瞼、頬上部、側頭部前方、上唇、下眼結膜、鼻腔下部、頬や硬、軟口蓋の粘膜面、上顎歯肉、上歯、中頭蓋窩の硬膜、第3枝が頭部外側、頬の後方、側頭部、耳介前部、外耳道の一部、頬粘膜下面、舌、口腔底、下顎歯、歯肉に感覚枝を送る。すなわち、下顎角部を除く顔面の感覚を支配する。三叉神経第1枝は角膜反射の求心路（遠心路は顔面神経）である。また、第3枝は運動枝を含み、咬筋、

側頭筋を支配するので、この障害により咀嚼障害をきたす。**解答：b**

問題9 57歳の男性。5日前から右眼の奥に痛みが生じてきた。2日前から右眼瞼が下がり、物が二重に見えてきたために来院した。神経学的には右前頭部の表在感覚は低下していた。右眼は外転位で内転はできない。瞳孔径は右6mm、左4mm。視力は正常。項部硬直なし。四肢の筋力、深部腱反射、感覚はいずれも正常。

病変部位はどれか

a 大脳前頭葉
b 脳梁
c 中脳腹側部
d 海綿静脈洞
e 頸静脈孔部

問題9
解説：右眼の奥の痛み、右前額部の感覚低下は三叉神経第1枝の刺激および麻痺症状、右の眼瞼下垂、内転障害、瞳孔散大は動眼神経麻痺の症状である。これら2つの脳神経が近接しているのは海綿静脈洞部である。中脳腹側には大脳脚 cerebral peduncle と動眼神経が存在するので、片側の圧迫で同側の動眼神経麻痺と対側の片麻痺（交代性片麻痺である Weber 症候群）が見られる。前頭葉の障害は対側の運動麻痺、優位半球の Broca 領域では運動性失語 motor aphasia、両側の穹窿部の障害では自発性欠除、無欲状態、両側眼窩脳では人格の変化、道徳心の低下、尿失禁などが見られる。脳梁症候群といわれるものは精神症状、失行・失認症、運動および平衡障害よりなる。純粋に脳梁の障害のみでなく周囲大脳半球の障害を伴って出現することも少なくない。頸静脈孔は舌咽、迷走、副神経が通るので、問題7で示した症状が出現する。**解答：d**

問題10 56歳の男性。朝起きたときに左まぶたが下がり、右手足に力が入らなくなったので来院した。左の眼瞼下垂および左眼の外転位と瞳孔散大を認めた。また右下肢の運動麻痺と深部腱反射の亢進を認める。

考えられる病変部位はどれか。

a 左内包
b 右内包
c 左中脳
d 右中脳
e 大脳基底核

問題10
解説：問題9参照。病歴、症状から左の動眼神経麻痺と右片麻痺が見られる。患側の脳神経麻痺と対側の片麻痺は交代性片麻痺と言われ、中脳レベルではこの症例のように、大脳脚と動眼神経核の障害でWeber症候群と呼ばれる交代性片麻痺が出現する。その他に、病変側の顔面神経麻痺と対側の片麻痺はMillard-Gubler症候群と言われ、橋下部に病変があることが示唆される。**解答：c**

問題11 錐体路が通るのはどれか。

(1) 内包前脚
(2) 内包後脚
(3) 大脳脚
(4) 橋被蓋
(5) 延髄外側

a (1)(2)　　b (1)(5)　　c (2)(3)　　d (3)(4)　　e (4)(5)

問題11
解説：錐体路 pyramidal tract（皮質脊髄路 corticospinal tract）は大脳皮質の運動領野、中心前回 precentral gyrus（area 4）から大脳白質（半卵円中心 centrum semiovale）、内包 internal capsule の後脚、前2/3を通り、中脳の大脳脚、

橋、延髄の腹側を経て、延髄で交差し脊髄に至る。**解答：c**

問題12 錐体路障害で見られる症状はどれか。

(1) 強制把握現象
(2) 睾丸筋反射消失
(3) Achilles 腱反射亢進
(4) Babinski 徴候陽性
(5) Romberg 徴候陽性

a (1)(2)(3)　　b (1)(2)(5)　　c (1)(4)(5)　　d (2)(3)(4)　　e (3)(4)(5)

問題12
解説：錐体路徴候 pyramidal tract sign は 1) 運動麻痺（不全麻痺 paresis、完全麻痺 paralysis）、2) 筋トーヌスの亢進 hypertonus による痙性 spasticity、3) 反射異常（深部反射 deep reflex の亢進 hyperreflexia、腹壁反射 superficial abdominal reflex、睾丸筋反射 cremasteric reflex などの表在反射 superficial reflex の消失、Babinski 徴候の出現）に大別される。したがって、Achilles 腱反射は亢進する。Romberg 徴候は閉眼起立時に動揺が著明になる徴候で後索障害で見られる。強制把握反射 forced grasping reflex は手掌を軽くなでると手を閉じる現象で生後数カ月の乳児以外は正常人では出ないが前頭葉の障害で見られる。運動神経の上位（一次）ニューロン障害 upper neuron disturbance では上記の錐体路徴候が見られる。これに対して、脊髄前角細胞以下の下位（二次）ニューロン障害 lower neuron disturbance では、1) 深部腱反射の減弱ないしは消失、2) 弛緩性運動麻痺 flaccid motor paresis、3) 線維束攣縮 fasciculation が見られる。**解答：d**

問題13 頸髄病変で説明しがたい所見はどれか。

a　上肢知覚障害
b　アキレス腱反射亢進

c Tinel 徴候
d 排尿障害
e Hoffmann 徴候

問題 13
解説：上肢は頸髄 5 ～ 8、胸髄 1 ～ 2 神経の知覚支配を受ける。頸髄の 1 次ニューロン障害でアキレス腱反射亢進、痙性排尿障害が出現する。Hoffmann 徴候（患者の中指を一側の母指と人差指で左右からつまみ、中指の指先を他方の母指、人差指で上下につまみ母指ではねる。母指と人差指が屈曲すると陽性）は第 5、6 頸髄よりも上での錐体路障害で出現する。Tinel 徴候は絞扼性末梢神経障害 entrapment neropathy で、圧迫されている末梢神経に認められる叩打痛である。**解答：c**

問題 14 脊髄の障害で起こり得ない症候はどれか。

(1) 深部腱反射亢進
(2) 筋線維束攣縮
(3) 内側縦束（MLF）症候群
(4) バリスム
(5) Horner 症候群

a (1)(2)　　b (1)(5)　　c (2)(3)　　d (3)(4)　　e (4)(5)

問題 14
解説：問題 12 参照により (1)、(2) は正解。内側縦束（medial longitudinal fasciculus：MLF）症候群は中脳から頸髄に存在する内側縦束が中脳レベルで障害されたときに見られる。一側側方視で、患側の内転障害があるが、輻湊 convergence は維持される。また、外転側に眼振 nystagmus が見られる。バリスム ballism は非律動的な不随意運動 involuntary movement であり、視床下核 subthalamic nucleus の障害による。Horner 症候群の脊髄中枢は C8 ～ Th1 の脊髄側角にあり、C8 ～ Th1、2 の前根および交通枝により頸部交感神経節 cer-

vical sympathetic ganglion と連絡しているので、脊髄障害や頸部交感神経節遮断術で Horner 症候群が見られる（問題6参照）。**解答：d**

問題15 40歳の男性。1年前から徐々に歩きにくくなり、1ヵ月前から両手のしびれがあり来院した。深部反射は下顎反射正常、上腕二頭筋反射消失、上腕三頭筋反射亢進、膝蓋腱反射亢進、アキレス腱反射亢進が見られた。

最も考えられる障害部位はどれか。

a 橋
b 第3、4頸髄
c 第5、6頸髄
d 第7、8頸髄
e 第1、2胸髄

問題15
解説：脳幹から脊髄の障害レベルの高位診断には、深部腱反射の亢進ないしは減弱、消失が役立つ。下顎反射 jaw reflex（求心路は三叉神経運動枝中脳路、遠心路は三叉神経運動路）、上腕二頭筋反射 biceps reflex（C5、6）、上腕三頭筋反射 triceps reflex（C6～8）、腕橈骨筋反射 brachioradialis reflex（C5、6）、膝蓋腱反射 patellar reflex（L2～4）、アキレス腱反射 achilles reflex（L5～S2）などの診察は必須である。この問題では下顎反射は正常なので、橋ないし橋より上位に病変はない。上腕二頭筋反射（C5、6）が消失し、上腕三頭筋反射以下で亢進しているので、第5、6頸髄に病変が存在することになる。**解答：c**

問題16 皮膚知覚の神経支配で正しい組み合せはどれか。3つ選べ。

a 臍部——第1腰神経
b 乳頭——第5胸神経
c 母指——第6頸神経
d 陰茎——第3仙骨神経

e　後頭部—三叉神経第3枝

問題 16

解説：末梢神経感覚枝の受容器からの刺激は脊髄後根 posterior root に入り、脊髄後角 posterior horn から中心管 central canal 前方を通過し、対側の側索 lateral column の外側脊髄視床路 lateral spinothalamic tract、前索 anterior column の前脊髄視床路 anterior spinothalamic tract を上行して延髄から視床 thalamus にいたる。また、後根から後角を経由せずに、同側の後索 posterior column を上行する繊維は延髄で交叉して、内側毛帯 medial lemniscus となって対側の視床にいたる。これらの感覚繊維は内包後脚の後方（sensory radiation）を通過して、頭頂葉 parietal lobe の中心後回 postcentral gyrus (area 3, 1, 2) にいたる。外側脊髄視床路は温痛覚、前脊髄視床路は局在のはっきりしない粗大触覚 light touch のみを、内側毛帯は粗大触覚と局在性触覚 localized tactile sensation（微細触覚 fine touch）と固有受容性感覚 proprioceptive sensasion（運動および位置覚 motion and positional sense、振動覚 vibration sense）に関係する。神経根（後根）の障害によって、病変部位の決定を感覚障害から把握するためには各神経節によって支配されている皮膚領域（皮膚分節 dermatome）を知ることが必要である。一応の指標は、後頭部 C2、肩 C4、母指 C6、小指 C8、乳頭 Th5、臍部 Th9、膝 L3、母趾 L5、小趾 S1、陰茎 S3、肛門部 S4 である。

　脊髄の横断診断に触れておくと、完全な横断性障害では病巣部以下の運動麻痺、感覚障害、膀胱直腸障害が見られる。半側障害（ブラウン-セカール、Brown-Séquard 症候群）では障害部以下の患側で痙性麻痺、深部腱反射亢進、病的反射出現、皮膚感覚過敏、深部感覚障害が見られる。また、障害部位に一致した全感覚脱失、および対側の温痛覚障害を認める。脊髄灰白質中心の病変では交叉する脊髄視床路が障害され、後索は残存するために両側の温痛覚は障害され、触覚は残る（感覚解離 sensory dissociation）。一方、後索の障害では温痛覚は保たれるが、同側の深部感覚、触覚は障害される。脊髄視床路は仙髄からの繊維が最外側に、頸髄からのは最内側に位置する。したがって、理論的には髄外からの圧迫では温痛覚障害は仙髄から上行し、髄内病変では上位から下行する。また、sacral sparing といって、髄内病変で仙髄領域が最後まで障

害されないことがある.

感覚障害は痛覚消失 analgesia,痛覚鈍麻 hypoalgesia,痛覚過敏 hyperalgesia,温度覚消失 thermoanesthesia,温度覚鈍麻 thermohypesthesia,温度覚過敏 thermohyperesthesia,触覚消失 anesthesia,触覚鈍麻 hypesthesia,触覚過敏 hyperesthesia などと記載される.また,刺激が加わっていないのに感ずる錯感覚 paresthesia,軽く触れただけでぴりぴりする異常感覚 dysesthesia が見られる.**解答:b、c、d**

問題17 脊髄の後索を主に上行するのはどれか.

(1) 痛覚
(2) 温度覚
(3) 触覚
(4) 振動覚
(5) 位置覚

a (1)(2)(3)　　b (1)(2)(5)　　c (1)(4)(5)　　d (2)(3)(4)　　e (3)(4)(5)

問題17
解説:問題16参照.**解答:e**

問題18 脊椎管狭窄を生ずる組織変化はどれか.

(1) 椎体前縁骨棘形成
(2) 後縦靱帯骨化
(3) 椎体関節肥厚
(4) 黄靱帯肥厚
(5) 傍脊柱筋石灰化

a (1)(2)(3)　　b (1)(2)(5)　　c (1)(4)(5)　　d (2)(3)(4)　　e (3)(4)(5)

問題 18

解説：後縦靱帯 posterior longitudinal ligament は椎体後面、黄靱帯 yellow ligamant は脊椎管 spinal canal の両側後縁に位置し、椎体関節の肥厚とともに、脊椎管を狭窄し脊髄ないしは神経根の圧迫の原因となる。**解答：d**

問題 19　血管の分岐で正しい組み合せはどれか。

(1) 眼動脈――――――頭蓋内内頸動脈
(2) 右椎骨動脈―――――腕頭動脈
(3) レンズ核線条体動脈――後大脳動脈
(4) 左総頸動脈――――鎖骨下動脈
(5) 左椎骨動脈――――大動脈弓

a (1)(2)　　b (1)(5)　　c (2)(3)　　d (3)(4)　　e (4)(5)

問題 19

解説：脳動脈 4 本のなかで、右総頸動脈 common carotid artery は無名（腕頭）動脈 innominate（brachiocephalic）artery から、左総頸動脈は大動脈弓 aortic arch より分かれる。また、右椎骨動脈 vertebral artery は無名（腕頭）動脈から、左椎骨動脈は鎖骨下動脈 subclavian artery から分岐する。内頸動脈 internal carotid artery が硬膜内に入った直後に眼動脈 ophthalmic artery は分枝される。レンズ核線条体動脈 lenticulostriate artery は中大脳動脈 middle cerebral artery から分枝する穿通枝 perforating artery である。**解答：a**

問題 20　一側の内頸動脈が頸部で閉塞した時に側副血行路となるのはどの血管か。

a　後交通動脈
b　前交通動脈
c　中硬膜動脈
d　前脈絡叢動脈
e　上記の全て

問題 20

解説：内頸動脈が頸部で閉塞した場合、Willis 動脈輪を構成する前交通動脈 anterior communicating artery、後交通動脈 posterior communicating artery は側副血行路として働く。また、内頸動脈の枝である前脈絡叢動脈 anterior choroidal artery と後大脳動脈 posterior cerebral artery の枝である後脈絡叢動脈 posterior choroidal artery は互いに交通があるので、これらの脈絡叢 choroid plexus の動脈も貢献する。さらに、中硬膜動脈 middle meningeal artery、浅側頭動脈 superficial temporal artery などの外頸動脈 external carotid artery の枝も側副血行路として参加する。**解答：e**

問題 21 正しい組み合わせはどれか。

a 正常成人の脳血流量―――1500ml／分
b 正常成人の脳脊髄液産生量―200ml／日
c 正常脳脊髄液の糖量―――100～150mg/dl
d 正常脳脊髄液の蛋白量―――15～40mg/dl
e 正常の髄液圧―――――180～220mmH$_2$O

問題 21

解説：頭蓋腔の体積は約 1800ml で正常な状態では脳実質が 80%、髄液 cerebrospinal fluid が 10%、血液が 10% を占め、互いに均衡を保って正常な頭蓋内圧 intracranial pressure（180mmH$_2$O 以下、13mmHg 以下）を維持している。成人の脳脊髄液は側脳室に 15ml、第三脳室 3rd ventricle、第四脳室 4th ventricle に各々 5ml、頭蓋内くも膜下腔 subarachnoid space に 25ml、脊髄くも膜下腔に 75ml で、合計 125～150ml 程度であるとされている。髄液の 1 日の産生量は約 500ml なので、1 日 3～4 回入れかえがあることになる。正常脳脊髄液の糖量は 50～75mg/dl、蛋白量は 15～40mg/dl であり、これらを調べることによって髄膜炎 meningitis などの頭蓋内疾患の鑑別診断に役立つ。正常の脳血流量 cerebral blood flow は 50ml/100g 脳/分（約 750ml/分）である。**解答：d**

問題 22 人の脳血流に関して正しいのはどれか。3つ選べ。

a 全脳の血流量は平均 50 〜 60ml/100g 脳/分である
b 脳には心拍出量の約 15 〜 20％の血流が供給される
c 灰白質は白質よりも血流量は少ない
d 正常人の脳血流は平均動脈圧が 60mmHg 〜 160mmHg では一定である
e 血液中の炭酸ガス分圧が高くなると脳血流は減少する

問題 22

解説：正常脳血流量は 50ml/100g 脳/分で、心拍出量の 15% に相当する。灰白質は 70 〜 100ml/100g 脳/分で白質の 20 〜 25ml/100g 脳/分よりも多い。脳血流量は通常、平均動脈圧 mean blood pressure（正確には脳灌流圧 cerebral perfusion pressure）が 60 〜 160mmHg の範囲内では細動脈の拡張や収縮によって、一定に保たれる（脳血管の自動能 autoregulation）。高血圧患者ではこの自動能が高い範囲に偏位している。このような患者では降圧療法で急に血圧を下げすぎると脳虚血 cerebral ischemia をきたす危険性がある。脳血流量は動脈血炭酸ガス分圧（$PaCO_2$）に著明な影響を受ける。$PaCO_2$ が高くなる（呼吸性アシドーシス respiratory acidosis）と細動脈は拡張して血流は増加し、過呼吸で低くなる（呼吸性アルカローシス respiratory alkalosis）と血流は減少する。$PaCO_2$ が 40 から 80mmHg に上昇すると血流は 2 倍に増加し、20mmHg になると約半分に減少する。**解答：a、b、d**

問題 23 脳血流量に関係する因子として<u>正しくない</u>のはどれか。

a 動脈血炭酸ガス分圧
b 平均血圧
c 脈圧
d 頭蓋内圧
e 脳血管抵抗

問題23

解説：問題22参照。脳血流量は脳灌流圧（平均血圧と頭蓋内圧の差）と、脳血管抵抗での2因子で規定される。また、動脈血炭酸ガス分圧が脳血流量に大きな影響を与え、脈圧は関係しない。**解答：c**

問題24　動脈血の変化において脳血流量の増加に最も強く関与するのはどれか。

a　酸素分圧の上昇
b　酸素分圧の低下
c　炭酸ガス分圧の上昇
d　炭酸ガス分圧の低下
e　pHの上昇

問題24

解説：問題22、23参照。最も脳血流量の増加に働くのは炭酸ガス分圧の上昇である。動脈血酸素分圧（PaO_2）は少しの変動では血流に影響しないが、50mmHg以下になると増加しはじめ、逆に100%の酸素を与えると減少する。脳血管は細胞外液pHに敏感に反応するが、酸性液になると拡張し、アルカリ性液では収縮する。ただし血液のpHの変化は血流に直接関係しない。**解答：c**

問題25　頭蓋内圧亢進時に見られるうっ血乳頭の所見として正しいのはどれか。

(1)　乳頭の腫脹と隆起
(2)　乳頭境界不鮮明
(3)　視力低下
(4)　乳頭蒼白
(5)　マリオット盲点拡大

a　(1)(2)(3)　　b　(1)(2)(5)　　c　(1)(4)(5)　　d　(2)(3)(4)　　e　(3)(4)(5)

問題 25

解説：頭蓋内圧亢進を示唆する症状として、頭痛（早朝の頭痛 morning headache）、嘔吐（噴出状嘔吐 projectile vomiting）などの自覚症状が見られ、他覚的にはうっ血乳頭 papilledema、髄液圧亢進、外転神経麻痺、意識障害、徐脈 bradycardia、血圧上昇などが見られるが、原因疾患、つまり頭蓋内圧亢進の発生や進行のスピードによって異なる。うっ血乳頭の初期から最盛期にかけての所見は乳頭周辺の不鮮明化 blurred margin、乳頭の充血 hypermia、乳頭の膨隆 prominence（2D以上）、乳頭内、乳頭周辺部網膜出血 retinal hemorrhage である。この時期には自覚的な視力障害は著明でなく、発作的な視力障害、すなわち、突然眼がぼやけるなどの自覚症状である。この点、類似した眼底所見を示し、著明な視力低下を呈する乳頭炎 papillitis とは異なる。また、うっ血乳頭ではマリオット盲点 Mariotte spot の拡大が認められる。うっ血乳頭出現から半年以上経過した慢性期になると二次性視神経萎縮 secondary optic atrophy をきたし、乳頭は蒼白となり視力は著明に低下し、この段階では手術で占拠性病変を摘出しても、もはや視力は回復しない。**解答：b**

問題 26 高度の頭蓋内圧亢進が疑われる患者にまず行うべき検査はどれか。

a 脳血管造影
b 脳波
c 腰椎穿刺
d 頭部単純エックス線CT
e 脳血流測定

問題 26

解説：頭蓋内圧亢進の原因を最も非侵襲的に診断する検査は頭部単純エックス線CTである。腰椎穿刺 lumbar puncture は頭蓋内圧亢進が疑われる患者では脳ヘルニア brain herniation、cerebral pressure cone をきたす可能性があるため禁忌である。脳血管撮影 cerebral angiography は侵襲が少なくないため第一選択として適切ではない。脳波 electroencephalography や脳血流測定は原因疾患に伴う病態の診断には有用であるが、原因そのものの診断的価値は低い。**解答：d**

問題 27 頭蓋内圧亢進を示す患者にとって好ましくないのは以下のどれか。

a 脳静脈圧の上昇
b 高体温
c 高炭酸ガス血症
d 低血圧
e 上記の全て

問題 27
解説：頭蓋内圧を亢進させる因子は 1) 占拠性病変、2) 脳血液量 cerebral blood volume の増加、3) 脳浮腫 brain edema、4) 脳脊髄液の産生過剰や通過障害である。脳静脈圧 cerebral venous pressure の上昇は脳血液量を増加させ、高炭酸ガス血症 hypercapnia は脳血流量を増加させ、低血圧 hypotension は脳灌流圧を低下させるので好ましくない。高体温 hyperthermia は頭蓋内圧亢進で脳灌流圧が低下している状態では虚血性障害を増悪させるため、最近では積極的に低体温療法 hypothermia を行うことが少なくない。**解答：e**

問題 28 テント切痕ヘルニアの症候で後大脳動脈圧迫によるのはどれか。

a 意識障害
b 除脳硬直
c 同名半盲
d 動眼神経麻痺
e 片麻痺

問題 28
解説：頭蓋内に脳腫瘍、血腫などの占拠性病変が発生し、外科的手術などの減圧治療がなされなければ、脳ヘルニアをきたし死亡する。正常の頭蓋内腔には脳実質（80％）、血液（10％）、髄液（10％）の3成分が存在し、正常の頭蓋内圧は 150〜180mmH$_2$O（11〜13mmHg, torr）である。このような頭蓋内環境で、

上記3成分が増加したり、脳腫瘍や血腫などの新たな病変が発生したときに、はじめは代償作用が働く。Monro-Kellie doctrineによると、新たな病変が出来たときに髄液や血液が頭蓋腔外に出て、頭蓋内圧を維持する。これによって、頭蓋内圧は正常な状態を維持するが、限度以上になると、頭蓋内圧は指数関数的に上昇（頭蓋内圧・頭蓋内容積曲線）し、次に述べる脳ヘルニア（テント切痕 tentorial incisuraや大脳鎌 falx cerebriなどの区画を越えて、または大後頭孔 foramen magnumを越えて、脳組織の一部が他の腔にはみ出して、その部分の脳を圧迫する現象）をもたらす。下の表に示すように、テント切痕ヘルニアによる後大脳動脈 posterior cerebral artery圧迫は後頭葉 occipital lobeの梗塞 infarctionをきたし、もしも意識が快復して視野検査が可能であれば同名半盲 homonymous hemianopsiaが見られる。

脳ヘルニアの種類

ヘルニアの名称	発生部位	嵌入組織	原疾患の部位	圧迫される組織	症候
テント切痕ヘルニア（海馬，鉤ヘルニア）	テント切痕	側頭葉内側（海馬，鉤）	大脳半球テント上	脳幹（中脳）動眼神経後大脳動脈	→意識障害、片麻痺、除脳硬直 →動眼神経麻痺（散瞳など） →同名半盲 急性頭蓋内圧亢進
正中ヘルニア	テント切痕	間脳、中脳	大脳半球正中部両側大脳半球、水頭症	脳幹（中脳）	意識障害、除脳硬直呼吸障害、縮瞳
上行性テント切痕ヘルニア	テント切痕	小脳虫部	小脳半球後頭蓋窩占拠病変	脳幹（中脳）動眼神経	同上
大後頭孔ヘルニア（小脳扁桃ヘルニア）	大後頭孔	小脳扁桃	小脳半球後頭蓋窩占拠病変	延髄後下小脳動脈	意識障害延髄障害（呼吸障害）項部硬直急性頭蓋内圧亢進
帯状回ヘルニア（大脳鎌下ヘルニア）	大脳鎌下	帯状回、脳梁前頭葉正中部、下面	前頭葉前部	帯状回脳梁前大脳動脈	特有症候なし
蝶形骨縁ヘルニア	蝶形骨縁	前頭葉下部側頭葉前部	前頭葉 →側頭葉 →	側頭葉中大脳動脈前頭葉	特有症候なし

テント切痕ヘルニア（海馬，鉤）transtentorial (hippocampal, uncal) herniation、正中ヘルニア central herniation、上行性テント切痕ヘルニア upward tentorial herniation、大後頭孔ヘルニア（小脳扁桃ヘルニア）foraminal (cerebellar tonsillar) herniation、帯状回ヘルニア（大脳鎌下ヘルニア）cingulate (subfalcine) herniation、蝶形骨縁ヘルニア sphenoid ridge herniation

テント切痕ヘルニアで見られる片麻痺 hemiparesis は通常病変側の大脳脚圧迫による対側の麻痺である。しかし急激な頭蓋内圧の亢進によって、対側の大脳脚がテントにおしつけられて、同側の片麻痺が出現する (Kernohan notch)。頭蓋内圧亢進によって、vital sign に種々の変化が見られる。Cushing 現象によって、血圧の上昇と徐脈を呈する。呼吸パターンは中枢性過呼吸 central hyperventilation (脳幹被蓋の障害による規則正しい速い呼吸)、Cheyne-Stokes 呼吸 (脳幹圧迫、大脳半球深部、大脳基底核、代謝性障害で見られる。規則的な過呼吸と無呼吸が間欠的に交互に見られる呼吸)、失調性呼吸 ataxic respiration (延髄の呼吸中枢の障害で見られる全くの不規則な呼吸) などである。**解答：c**

問題 29 脳ヘルニアと嵌入する部位との組み合せで誤りはどれか。

a　大脳鎌下ヘルニア————脳梁
b　大孔ヘルニア——————小脳扁桃
c　天幕切痕ヘルニア————鉤、海馬
d　上行性ヘルニア—————小脳虫部
e　蝶形骨縁ヘルニア————後頭葉

問題 29
解説：問題 28 参照。**解答：e**

問題 30 大孔ヘルニア (foraminal herniation) の徴候として適切なのでどれか。

(1) 瞳孔不同
(2) 呼吸障害
(3) 項部硬直
(4) 血圧上昇
(5) 頻脈

　　a (1)(2)(3)　　b (1)(2)(5)　　c (1)(4)(5)　　d (2)(3)(4)　　e (3)(4)(5)

問題30
解説：問題28参照。大孔、扁桃ヘルニアでは第四脳室底にある呼吸中枢に虚血性変化が生じ、意識障害を生ずることなく、呼吸パターンの異常を生じ、無呼吸へと移行する。Cushing徴候で血圧の上昇と徐脈が見られ、後頭蓋窩の硬膜の刺激で、項部硬直 stiff neck が認められる。**解答：d**

問題31 左前頭葉腫瘍摘出後の頭蓋内圧亢進に対する治療を行っていたが、1週間後に昏睡状態となり左瞳孔散大と除脳硬直が出現した。頭部単純MRIを図1に示す。

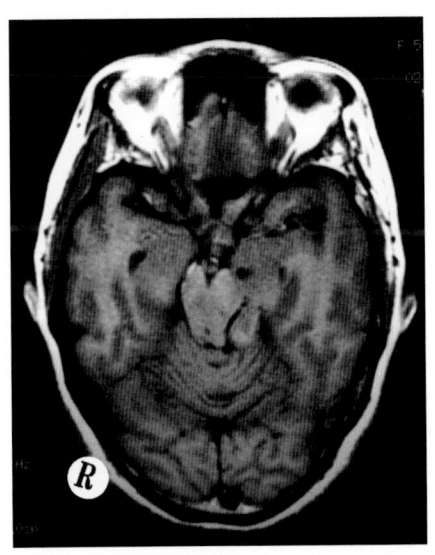

図1

発生している病態は以下のどれか。

a 天幕切痕ヘルニア
b 大孔ヘルニア
c 蝶形骨縁ヘルニア
d 大脳鎌下ヘルニア
e 上行性ヘルニア

問題 31

解説：MRI では左側頭葉内側部がテント切痕を越えて herniation して中脳を圧排している。テント上の占拠性病変が原因で発生する天幕切痕ヘルニアのときの典型的な MRI である。**解答：a**

問題 32　復唱が障害されていないのは以下のどれか。

(1) 超皮質性運動失語
(2) 超皮質性感覚失語
(3) ブローカ失語
(4) ウエルニッケ失語
(5) 全失語

a (1)(2)　　b (1)(5)　　c (2)(3)　　d (3)(4)　　e (4)(5)

問題 32

解説：失語症 aphasia は自発言語 spontaneous speech、了解 comprehension of spoken language、復唱 repetition などの組み合せで鑑別する。復唱が障害されていないのは、超皮質性運動失語 transcortical motor aphasia、超皮質性感覚失語 transcortical sensory aphasia である。**解答：a**

失語の分類

種類	自発言語	言語了解	言語復唱	障害部位
Broca 失語	非流暢	良好	異常	下前頭回後方部
Wernicke 失語	流暢、錯語	困難	障害	上側頭回後方部
伝導性失語	流暢、錯語	良好	著明に困難	弓状線維束、頭頂葉前下部、縁上回
超皮質性運動失語	非流暢	正常ではない 会話は了解	非常に上手	前頭葉連合野
超皮質性感覚失語	流暢	異常	上手	角回
失名辞失語	流暢、失名詞	正常〜異常	正常	不明

問題33　優位半球の頭頂葉で認められるのは以下のどれか。

(1) 半側空間無視
(2) 手指失認
(3) 構成失行
(4) 左右失認
(5) 着衣失行

a (1)(2)(3)　　b (1)(2)(5)　　c (1)(4)(5)　　d (2)(3)(4)　　e (3)(4)(5)

問題33

解説：優位半球の頭頂葉では角回 angular gyrus（area 39）の障害で Gerstmann 症候群（手指失認 finger agnosia、左右識別障害 left-right disorientation、失書 agraphia、失算 acalcuria）が見られ、同じく頭頂葉の障害で失読 alexia、構成失行 constructional apraxia をきたす。一方、劣位半球の頭頂葉障害では、半側空間無視 hemispatial neglect、着衣失行 dressing apraxia を示す。

解答：d

問題34　19歳の女性。2週間前から両眼の視野異常が出現して来院。視力は正常。前眼部、中間透光体、眼底に異常はない。視野（図2A）と予想される①から⑤までの視路の病変部位（図2B）を示す。

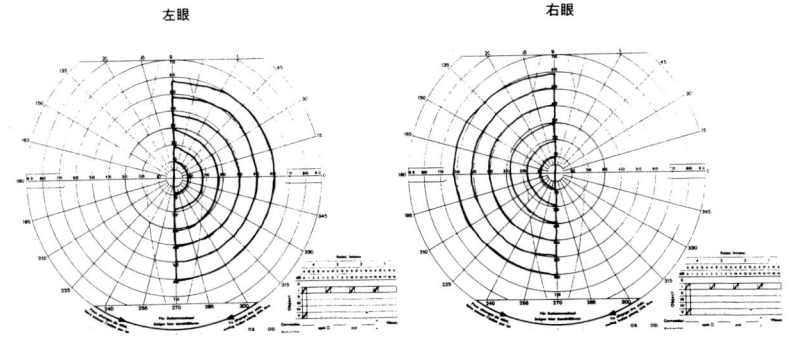

図2A

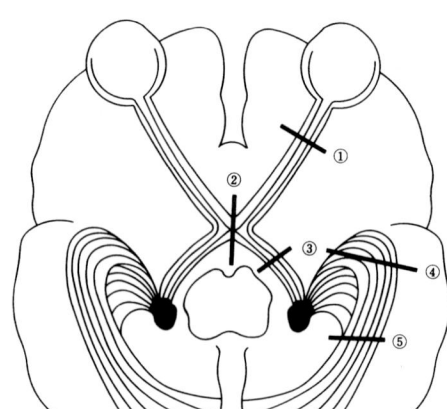

図2B

視野から最も考えられる病変はどれか。

a ①　b ②　c ③　d ④　e ⑤

問題34

解説：一側の視野障害は視交叉 optic chiasma よりも前の視神経 optic nerve の障害で見られる①。視神経交叉部②では両耳側半盲 bitemporal hemianopsia が出現する。同名半盲 homonymous hemianopsia は視索 optic tract ③よりも後方の視路障害を意味する。視索の後半、外側膝状体 lateral geniculate body の障害で対側の同名半盲が認められる。同名上四半盲 upper quadrantanopsia は視放線 optic radiation の一部が側脳室下角を回る部分（Meyer's loop ④）の障害で、下四半盲 lower quadrantanopsia は視放線の頭頂葉側の障害で生ずる。視放線からの繊維⑤は後頭葉の皮質視中枢（area 17）に終わる。血管障害性の後頭葉障害では黄斑部からの中心視野が残存し、黄斑回避 macular sparing を伴う同名半盲が見られる。黄斑部からの繊維は後頭葉先端から鳥距溝 calcarine fissure にわたり分布しているが、後大脳動脈が閉塞しても中大脳動脈からの血液供給が残るためにこのような現象が見られる。**解答：b**

問題 35 植物状態の説明として、最も正しいのはどれか。

a 自力で移動が可能である
b 自力で摂食が可能である
c 睡眠と覚醒のサイクルが存在する
d 意味のある発語が可能である
e 自律神経機能の障害が著明である

問題 35
解説：植物状態とは自律神経系は比較的正常に機能しているのに、動物としての運動、感覚系の障害のみならず大脳による精神活動が欠除ないしはほとんど欠除している患者である。睡眠・覚醒サイクルが見られ、呼吸・心臓も正常に機能しているのに、周囲に全く、またはほとんど反応を示さない。**解答：c**

問題 36 脳死判定基準に含まれないのはどれか。

a 深昏睡
b 無呼吸
c 両側瞳孔散大
d 平坦脳波
e 四肢腱反射消失

問題 36
解説：中枢神経系が著明な頭蓋内圧亢進による脳循環障害により、また心停止 cardiac arrest や低酸素血症 hypoxia により不可逆的損傷を受け、大脳半球機能や脳幹機能の全てが失われているが換気を主とする全身管理により心臓の拍動が維持されている状態を脳死 brain death という。脳死の判定基準として、1) 深昏睡、2) 自発呼吸消失、3) 瞳孔固定（瞳孔径は左右 4mm 以上）、4) 脳幹反射（対光反射 light reflex、角膜反射 corneal reflex、毛様体脊髄反射 ciliospinal reflex、眼球頭反射 oculocephalic reflex、前庭反射 vestibular reflex、

咽頭反射 pharyngeal reflex、咳反射 cough reflex）の消失、5）平坦脳波 flat EEG、6）上記諸条件が満たされた後、6時間経過しても変化がないことを確認する。この判定を適応する前提条件として、1）器質的脳障害により、深昏睡 deep coma や無呼吸をきたしている患者、2）原疾患が確実に診断されており、それに対して現在行いうる全ての適切な治療を行っても回復の可能性が全くないと判断される症例である。除外例として、1）小児（6歳未満）、2）脳死と類似した状態となりうる症例（急性薬物中毒、低体温、代謝・内分泌障害）が上げられる。**解答：e**

問題37 深昏睡で無呼吸状態の患者がいる。臓器移植に関する脳死判定の<u>対象とすべきでない</u>のはどれか。

(1) 6歳未満の小児
(2) 広範な脳挫傷
(3) 脳幹出血
(4) 睡眠薬の急性中毒
(5) 除脳硬直

a (1)(2)(3)　　b (1)(2)(5)　　c (1)(4)(5)　　d (2)(3)(4)　　e (3)(4)(5)

問題37
解説：問題36参照。**解答：c**

問題38 臓器の移植に関する法律による脳死判定の対象となるのはどれか。

a　6歳未満
b　窒息による脳障害
c　急性薬物中毒による深昏睡と呼吸停止
d　直腸温32℃以下の低体温
e　代謝・内分泌障害による深昏睡と呼吸停止

問題 38
解説：問題 36 参照。**解答：b**

問題 39　脳死の判定をするのに必須でないのはどれか。

a　角膜反射の消失
b　対光反射の消失
c　前庭眼反射の消失
d　咳嗽反射の消失
e　脊髄反射の消失

問題 39
解説：問題 36 参照。**解答：e**

問題 40　通常のエックス線 CT の方が MRI よりも診断上、有用なのは以下のどれか。1 つ選べ。

a　頭蓋骨に近接する病変
b　脳梗塞の急性期（1 日以内）
c　脊髄の病変
d　血腫の急性期（1 日以内）
e　上記の全て

問題 40
解説：急性期の血腫の診断はエックス線 CT の方が MRI よりも有用であるが、脳梗塞の急性期の診断には MRI が優れている。骨の影響を受ける病変の診断（脊髄の病変や後頭蓋窩腫瘍、下垂体腺腫など頭蓋骨に近接する病変）には MRI がきわめて有用である。**解答：d**

問題 41 磁気共鳴画像（MRI）がエックス線 CT より診断上有用なのはどれか。

(1) 多発性硬化症
(2) 下垂体腺腫
(3) 脳梗塞
(4) くも膜下出血
(5) 急性硬膜下血腫

a (1)(2)(3)　　b (1)(2)(5)　　c (1)(4)(5)　　d (2)(3)(4)　　e (3)(4)(5)

問題 41
解説：問題 40 参照。**解答：a**

問題 42 エックス線 CT より MRI が診断に有用なのはどれか。

a 水頭症
b 脳内血腫
c くも膜下出血
d 頭蓋骨腫瘍
e 後頭蓋窩腫瘍

問題 42
解説：問題 40 参照。**解答：e**

2 脳神経外科各論

1）脳腫瘍（基礎問題）

問題43 神経鞘腫が最も高率に発生するのはどれか。

a 三叉神経
b 顔面神経
c 前庭神経
d 舌咽神経
e 迷走神経

問題43
解説：神経鞘腫 neurinoma は原発性脳腫瘍の約9％を占め、女性に多く（1.5倍）、30～70歳に多い。小脳橋角部 cerebellopontine angle に70～80％が発生し、大多数は前庭神経 vestibular nerve のシュワン細胞 Schwann cell から発生する。前庭神経から発生するものを除くと、頻度は少ないが三叉神経 trigeminal nerve（頭蓋内神経鞘腫の0.8～8％）にも発生する。その他、顔面神経 facial nerve、舌咽 glossopharyngeal・迷走 vagus・副神経 accessory nerve（いわゆる頸静脈孔神経鞘腫 jugular foramen neurinoma）と続く。**解答：c**

問題44 小脳および第四脳室の腫瘍で頻度の高いのはどれか。

(1) 髄膜腫
(2) 上衣腫
(3) 髄芽腫
(4) 類上皮腫
(5) 胚細胞腫

a (1)(2)　　b (1)(5)　　c (2)(3)　　d (3)(4)　　e (4)(5)

問題 44

解説：小脳 cerebellum および第四脳室の腫瘍発生頻度は髄芽腫 medulloblastoma（25%）、血管芽腫 hemangioblastoma（25%）、星細胞腫 astrocytoma（21%）、上衣腫 ependymoma（9%）の順である（脳腫瘍全国集計調査、1993）。胚細胞腫 germinoma は松果体 pineal body〜第三脳室、視交叉部 optic chiasma に多い。髄膜腫 meningioma は8割以上がテント上 supratentorial region に発生し、テント下 infratentorial region では小脳橋角部 cerebellopontine angle region、小脳テント cerebellar tentorial region に好発する。類上皮腫 epidermoid はまれな腫瘍で全脳腫瘍の1〜2%にすぎない。**解答：c**

問題 45 脳腫瘍の好発部位で誤りはどれか。1つ選べ。

a 上衣腫————第IV脳室
b 星細胞腫———小脳半球
c 神経鞘腫———三叉神経
d 頭蓋咽頭腫—視交叉部
e 胚細胞腫———大脳半球

問題 45

解説：問題43、44参照。下垂体〜視交部腫瘍の発生頻度は下垂体腺腫 pituitary adenoma（71%）、頭蓋咽頭腫 craniopharyngioma（20%）、胚細胞腫 germinoma（4%）の順である（脳腫瘍全国集計調査、1993）。**解答：e**

問題 46 小児に好発する脳腫瘍はどれか。

a 神経膠芽腫
b 髄芽腫
c 下垂体腺腫
d 髄膜腫
e 聴神経鞘腫

問題 46
解説：小児期（15歳未満）に好発する脳腫瘍は星細胞腫（29%、良性23%、悪性6%）、胚細胞腫（16%）、頭蓋咽頭腫（13%）、髄芽腫（9%）、脳室上衣腫（9%）の順である。一方、脳腫瘍で小児期（15歳未満）の症例が占める割合が多いのは髄芽腫（84%）、上衣腫（49%）、胚細胞腫（49%）、頭蓋咽頭腫（30%）、星細胞腫（25%）の順である（脳腫瘍全国集計調査、1993）。**解答：b**

問題 47　下垂体卒中について誤りはどれか。1つ選べ。

a　下垂体線腫の腫瘍内出血により発生する
b　多くは下垂体の近傍に発生した脳動脈瘤の破裂が原因である
c　緊急手術の対象となりうる
d　急激に発症し、進行する頭痛、両眼の視力障害などが見られる
e　脳動脈瘤破裂によるくも膜下出血との鑑別が必要となりうる

問題 47
解説：下垂体卒中 pituitary apoplexy では、下垂体腺腫内に出血したり、まれには梗塞により、腫脹、壊死および出血をきたすことによって、突然、強い頭痛を訴え視力低下、視野障害、眼球運動障害などを示す。したがって、症状からは脳動脈瘤破裂 ruptured cerebral aneurysm によるくも膜下出血 subarachnoid hemorrhage との鑑別を要することがある。急激に視力低下をきたした症例では緊急手術の対象となる。**解答：b**

問題 48　以下の組み合せで正しいのはどれか。

(1)　プロラクチン産生腫瘍————無月経
(2)　松果体部腫瘍———————パリノー徴候
(3)　頭蓋咽頭腫————————尿崩症
(4)　後頭葉腫瘍————————Gerstmann 徴候
(5)　視神経膠腫————————うっ血乳頭

a (1)(2)(3)　　b (1)(2)(5)　　c (1)(4)(5)　　d (2)(3)(4)　　e (3)(4)(5)

問題 48

解説：下垂体腺腫は非機能性 functioning adenoma と機能性腫瘍 nonfunctioning adenoma に分類される。前者は 30 〜 40％ を占める。後者には乳汁分泌過多・無月経症候群 galactorrhea-amenorrhea syndrome を示すプロラクチン産生腫瘍 prolactinoma（全下垂体腺腫の 40％ 程度）、末端肥大症 acromegaly、巨人症 gigantism、無月経、勃起不応 impotence、高血圧症、糖尿などを示す成長ホルモン産生腫瘍 growth hormone producung tumor（20％ 程度）、クッシング病（buffalo hump、萎縮線状、多毛、無月経、勃起不応、高血圧症、糖尿など）を示す ACTH 産生腫瘍 ACTH producung tumor（数％）などが見られる。

　松果体部腫瘍 pineal tumor は中脳水道狭窄 aqueductal stenosis による閉塞性水頭症 obstructive hydrocephalus、上方注視麻痺（パリノー徴候 Parinaud sign）、アーガイル・ロバートソン瞳孔（Argyll Robertson pupil、反射性虹彩麻痺で、"瞳孔は小さく、対光反射は消失しているが、輻湊で最大縮瞳を示す"。松果体部腫瘍で見られるのは、必ずしも瞳孔は小さくないときにも、この言葉を使っている）を認める。頭蓋咽頭腫は頭蓋内圧亢進症状（第三脳室、モンロー孔 foramen Monro の閉塞）、視力・視野障害、下垂体機能低下（下垂体小人症 pituitary dwarfism）、視床下部障害（尿崩症 diabetes incipidus、体温低下、傾眠 hypersomnia など）が見られる。Gerstmann 徴候は優位半球の頭頂葉障害で出現する（問題 33 参照）。後頭葉障害では同名半盲が見られる（問題 34 参照）。視神経膠腫 optic nerve glioma は小児・思春期に好発する。視神経を直接侵潤するので、原発性視神経萎縮 primary optic atrophy を伴い、一側の不規則な視力・視野障害をきたす。また、neurofibromatosis type I との合併が少なくない。**解答**：a

問題 49　正しい組み合せはどれか。

(1) 嗅窩髄膜腫——Foster Kennedy 症候群
(2) 松果体部腫瘍——Argyll Robertson 瞳孔

(3) 聴神経鞘腫——Bruns 眼振
(4) 下垂体腺腫——両鼻側半盲
(5) 前頭葉腫瘍——精神運動発作

a (1)(2)(3)　　b (1)(2)(5)　　c (1)(4)(5)　　d (2)(3)(4)　　e (3)(4)(5)

問題 49
解説：Foster Kennedy 症候群は嗅窩髄膜腫 olfactory groove meningioma などの前頭蓋底腫瘍で見られる病変側の１次性視神経萎縮と対側のうっ血乳頭。(2) は問題 48、(4) は問題 34 参照。Bruns 眼振は一側注視で振幅大、頻度少、対側注視で振幅小、頻度大の眼振である。聴神経鞘腫 acoustic neurinoma など小脳橋角部腫瘍で見られ振幅大、頻度少側の脳幹の障害が示唆される。精神運動発作 psychomotor seizure（側頭葉てんかん temporal lobe epilepsy）は側頭葉前内側部の病変で見られる。自動症 automatism、健忘 amnesia、視覚性てんかん visual seizure や嗅覚異常（におい発作 untinate fit）、夢を見ている状態 dreamy state、既視感 déjà vu などをともなう（問題 82 参照）。**解答：a**

問題 50　脳腫瘍に関して適切ではない組み合せはどれか。

(1) 血管芽腫——erythropoietin
(2) 膠芽腫——α fetoprotein
(3) 頭蓋咽頭腫——HCG（human chorionic gonadotropin）
(4) 下垂体腺腫——prolactin
(5) 神経芽腫——VMA（vanillylmandelic acid）

a (1)(2)　　b (1)(5)　　c (2)(3)　　d (3)(4)　　e (4)(5)

問題 50
解説：血管芽腫 hemangioblastoma は小脳に好発する成人の腫瘍で、原発性脳腫瘍の 2～3%、小脳腫瘍の 25% を占める。頭蓋内圧亢進症状、小脳症状のほかに、erythropoietin 産生による多血症 polycythemia を伴うことがある。松果

体部や鞍上部に発生する胚細胞腫瘍 germ cell tumor は ①胚細胞腫 germinoma、②奇形腫 teratoma、③卵黄嚢腫瘍 yolk sac tumor、内胚葉洞腫瘍 endodermal sinus tumor、④絨毛癌 choriocarcinoma、⑤胎児性癌 embryonal carcioma に分類される。胚細胞腫で合胞体栄養細胞性巨細胞を伴うものでは、HCG が軽度に上昇する。卵黄嚢腫瘍、内胚葉洞腫瘍および内胚葉洞腫瘍への分化を示す胎児性癌では α fetoprotein が、絨毛癌および絨毛癌への分化を示す胎児性癌では HCG が上昇する。その他、胚細胞腫では酵素抗体法によって、胎盤性アルカリフォスファターゼ placental alkaline phosphatase が高率に検出され補助診断法として有用とされている。神経芽腫では尿中 VMA の上昇を確認することが重要である。(4) は問題48参照。**解答：c**

問題51 転移性脳腫瘍の原発巣で最も頻度が高いのはどれか。

a 甲状腺癌
b 肺癌
c 肝癌
d 腎癌
e 子宮癌

問題51
解説：脳腫瘍全国集計では転移性脳腫瘍 metastatic brain tumor の原発巣は肺 (50%)、乳 (11.5%)、腸・直腸 (5.3%)、胃 (5%)、頭頸部 (4.7%)、腎・膀胱 (4.7%)、子宮 (4.1%)、その他 (14.7%) である。**解答：b**

問題52 脳腫瘍の画像上、悪性腫瘍に特徴的な所見はどれか。2つ選べ。

a 浮腫
b 壊死
c 動静脈瘻
d 石灰化
e 腫瘍濃染像

問題 52

解説：浮腫、腫瘍濃染像は良性腫瘍である髄膜腫でもしばしば認められる。石灰化 calcification の頻度の高い腫瘍は頭蓋咽頭腫、乏突起膠腫 oligodendroglioma である。腫瘍の頻度を考慮すると、石灰化に遭遇する頻度は頭蓋咽頭腫、髄膜腫が多く、次いで星細胞腫、乏突起膠腫、脳室上衣腫などの順である。数は少ないが石灰化を伴う腫瘍としては斜台脊索腫 clival chordoma、軟骨腫 chondroma（トルコ鞍部）、松果体腫瘍、類皮腫 dermoid cyst（小脳橋角部、視交叉部）、奇形腫（松果体部）などがあげられる。一般に石灰化は良性腫瘍で頻度が高い。壊死や脳血管撮影にみられる動静脈瘻は悪性腫瘍の所見である。**解答：b、c**

問題 53 頭部エックス線 CT でリング状の増強効果を示すのはどれか。

(1) 膠芽腫
(2) 星状細胞腫
(3) 下垂体腺腫
(4) 転移性腫瘍
(5) 脳膿瘍

a (1)(2)(3)　　b (1)(2)(5)　　c (1)(4)(5)　　d (2)(3)(4)　　e (3)(4)(5)

問題 53

解説：造影 CT でリング状に周囲が増強される（リング状増強効果 ring enhancement）のは膠芽腫 glioblastoma、転移性脳腫瘍、脳膿瘍 brain abscess である。これらの画像上の鑑別点は脳膿瘍では capsule が完成されていない脳炎 encephalitis の時期を除くとスムーズで壁が薄いリングが形成される（図16参照）。膠芽腫では壁が厚く不整であり花環状 garland-like を呈する（図18参照）、転移性脳腫瘍でも壁は厚く、また多発性のことが少なくない（図17参照）。その他、脳出血の亜急性期にも血腫周囲はリング状に造影されるが、慢性期には消失するので、経過を追えば腫瘍性のものとの鑑別は容易である。**解答：c**

問題54　石灰化が少ない脳腫瘍はどれか。

a　頭蓋咽頭腫
b　松果体胚芽腫
c　髄膜腫
d　脳室上衣腫
e　血管芽腫

問題54
解説：問題52参照。**解答：e**

問題55　放射線感受性が高い脳腫瘍はどれか。

(1) 神経膠腫＜glioma＞
(2) 髄膜腫＜meningioma＞
(3) 髄芽腫＜medulloblastoma＞
(4) 胚細胞腫＜germinoma＞
(5) 頭蓋咽頭腫＜craniopharyngioma＞

a (1) (2)、b (1) (5)、c (2) (3)、d (3) (4)、e (4) (5)

問題55
解説：放射線感受性が高いことと、転帰とは必ずしも一致しない。また、通常の放射線治療か、γ-knifeによる治療かで転帰も異なる。通常の放射線治療では一時的な縮小率を考えると、胚細胞腫、悪性リンパ腫 malignant lymphoma は感受性が高いといえるだろう。髄芽腫は手術後の全脳、全脊髄照射で50％程度の生存率が得られており、感受性はあるものと思われる。悪性神経膠腫 malignant glioma、膠芽腫では縮小率から見ると感受性が高いとはいえない。良性の髄膜腫も感受性が高いとはいえない。頭蓋咽頭腫は良性であるが部分摘出の症例に対する照射療法は照射しない症例よりも、生存率が高いという報告が見られる。**解答：d**

問題 56 神経・皮膚症候群と脳腫瘍との組み合せで正しいのはどれか。

(1) 神経線維腫症————聴神経鞘腫
(2) 結節硬化症————小脳虫部髄芽腫
(3) Sturge-Weber 病————第四脳室上衣腫
(4) 神経皮膚黒色症————大脳半球星細胞腫
(5) von Hippel-Lindau 病—小脳血管芽腫

a (1)(2)　　b (1)(5)　　c (2)(3)　　d (3)(4)　　e (4)(5)

問題 56
解説：先天的な奇形性病変が神経系と皮膚を同時に侵すものを神経・皮膚症候群 neurocutaneous syndrome という。神経系の異常として腫瘍（神経線維腫、髄膜腫、神経膠腫など）、血管形成異常（血管腫 angioma、血管奇形 vascular malformation）を伴う。結節硬化症 tuberous sclerosis は常染色体優性遺伝で痙攣発作、精神発達遅滞、顔面皮膚脂腺腫が三主徴。大脳皮質の硬い結節（cortical dysplasia）、脳室壁の上衣下結節（subependymal nodule）、上衣下巨大星細胞腫 subependymal giant cell astrocytoma、過誤腫 hamartoma の合併が特徴。神経線維腫症は常染色体優性遺伝で type 1 は末梢の神経線維腫、café au lait 色素斑、虹彩小結節が特徴で、視神経膠腫の合併が少なくない。type 2 は両側 VIII 脳神経鞘腫、髄膜腫、神経膠腫、神経線維腫、神経鞘腫など頭蓋内や脊髄の腫瘍を特徴とする。両側 VIII 脳神経鞘腫は 95％ に、髄膜腫は 45％ に、脊髄の髄膜腫や神経鞘腫は 25％ に見られるとの報告がある。Sturge-Weber 病は顔面の血管腫性母斑（三叉神経第 1、2 枝）、母斑と同側の脳軟膜の静脈性血管腫 venous angioma、大脳皮質の石灰化、眼症状（緑内障、牛眼）、痙攣発作、精神遅滞が特徴的である。神経皮膚黒色症 neurocutaneous melanosis は色素性母斑が全身の皮膚に広範囲に発生し、幼小時に脳実質内に悪性黒色腫 malignant melanoma が発生することがある。中枢神経症状は脳圧亢進、種々の巣症状、てんかん発作、精神症状、知能障害などを見る。軟脳膜からの悪性黒色腫も見られる。予後不良である。von Hippel-Lindau 病は常染色体優性遺伝で網

膜血管腫（von Hippel病）に内臓臓器の腫瘍性病変を合併する。血管芽腫は小脳時に脊髄，延髄に発生する。内臓病変では腎，膵，副腎などに嚢腫や腫瘍が見られる。**解答：b**

問題 57 Neurofibromatosis に伴う中枢神経腫瘍について正しいのはどれか。2つ選べ。

a 下垂体線腫
b 神経鞘腫
c 視神経膠腫
d 頭蓋咽頭腫
e 胚細胞腫

問題 57
解説：問題56参照。**解答：b、c**

問題 58 頭蓋内腫瘍を合併するのはどれか。

(1) 神経線維腫症
(2) 結節性硬化症
(3) 多発性硬化症
(4) 色素失調症
(5) von Hippel-Lindau 病

a (1)(2)(3)　　b (1)(2)(5)　　c (1)(4)(5)　　d (2)(3)(4)　　e (3)(4)(5)

問題 58
解説：問題56参照。**解答：b**

2) 脳腫瘍（発展問題）

問題59 50歳の女性。4～5年前から年に1、2回の頻度で左上肢の痙攣発作があったが放置していた。最近になって頭痛を訴えて来院した。頭部造影MRI、T1強調像の前額断面（図3A）と矢状断面（図3B）を示す。

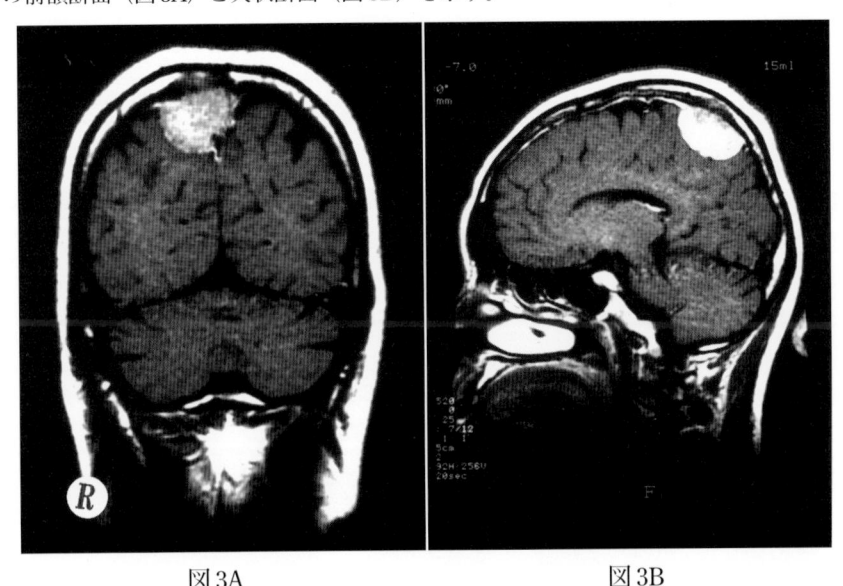

図3A　　　　　　　　　　　図3B

診断および治療に必要な検査はどれか。

(1) 超音波検査
(2) 外頸動脈造影
(3) 静脈洞造影
(4) 脳波検査
(5) 脳血流検査

a (1)(2)(3)　　b (1)(2)(5)　　c (1)(4)(5)　　d (2)(3)(4)　　e (3)(4)(5)

問題 59

解説:経過は4〜5年と長く、また造影MRIで腫瘍は均一に強く造影され、側面像で腫瘍に接するの前方の硬膜に線状の硬膜増強効果（dural tail sign）が見られ、上矢状静脈洞部または大脳鎌の髄膜腫が最も考えられる。外頸動脈撮影 external carotid angiography で血液供給が豊富であれば髄膜腫の診断はさらに確実なものとなる（問題60参照）。また、術前処置として外頸動脈から腫瘍の塞栓術 embolization を行うと、出血量を減らす効果が大きい。術前に静脈洞造影 sinography で上矢状静脈洞 superior sagittal sinus の開存の有無を見ておくことは大切である。閉塞していれば腫瘍とともに静脈洞を摘出できるからである。痙攣発作があるので、脳波検査で発作波の部位や頻度を確認することが必要である。超音波検査、脳血流検査はこの患者に特に必要性はない。**解答**: d

問題 60　45歳の女性。約2ヵ月前から、徐々に左下肢に力が入らないことに気がつき、次第に階段の昇降ができなくなってきたために来院した。全身的には異常なく、神経学的には左下肢の軽度の麻痺が認められた。来院時の頭部造影エックス線CT（前額断）を図4Aに、右外頸動脈撮影（正面像）を図4Bに示す。

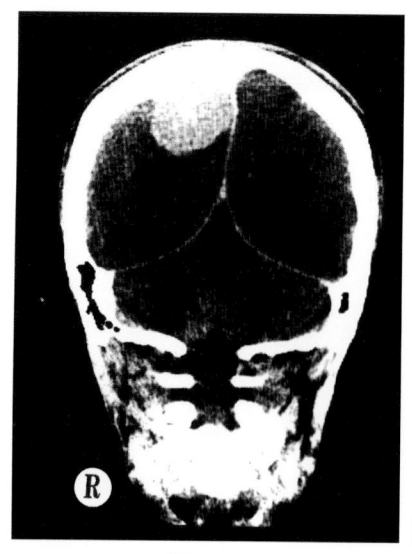

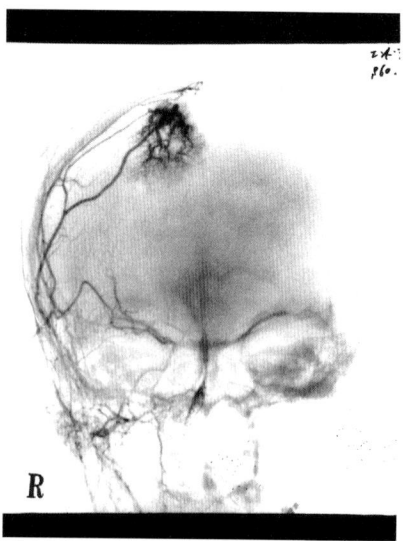

図4A　　　　　　　　　　　図4B

最も考えられる疾患はどれか。

a　髄膜腫
b　膠芽腫
c　血管芽腫
d　硬膜動静脈奇形
e　もやもや病

問題 60
解説：造影 CT では傍矢状静脈洞部に均一に造影されて、辺縁明瞭な腫瘍が認められる。外頸動脈造影にて中硬膜動脈 middle meningeal artery から血流供給を受ける腫瘍陰影が認められ、典型的な髄膜腫が示唆される。血管芽腫は後頭蓋窩に好発し、膠芽腫は脳実質内腫瘍なので可能性はきわめて低い。硬膜動静脈奇形 dural arteriovenous malformation、もやもや病 moyamoya disease はこの MRI で見られるような占拠性病変とはならない。**解答：a**

問題 61　問題 60 の患者の治療法として適切な組み合せはどれか。

(1) 摘出術
(2) 塞栓術
(3) 放射線治療
(4) 化学療法
(5) 脳室腹腔短絡術

a (1)(2)　　b (1)(5)　　c (2)(3)　　d (3)(4)　　e (4)(5)

問題 61
解説：画像上髄膜腫が最も考えられ、年齢や全身的に問題のないこと、腫瘍の圧迫により症状が見られることから第一選択として摘出術が妥当である。他の治療法との組み合せでは、外頸動脈（中硬膜動脈）から血流供給を受けていることから、この動脈からの術前塞栓術 embolization は術中の出血量を減少させ

るためには有効である。**解答：a**

問題62 45歳の女性。約1年前から時々頭重感を感ずるようになったが放置していた。3ヵ月前から、目が見えにくいことを訴え、些細なことで怒りやすくなり、その後次第に無気力になってきた。また最近は時々頭痛で目が醒め、嘔気を感ずるようになってきたために来院した。頭部造影エックスCT（水平断）を図5Aに、造影MRI（矢状断）を図5Bに示す。

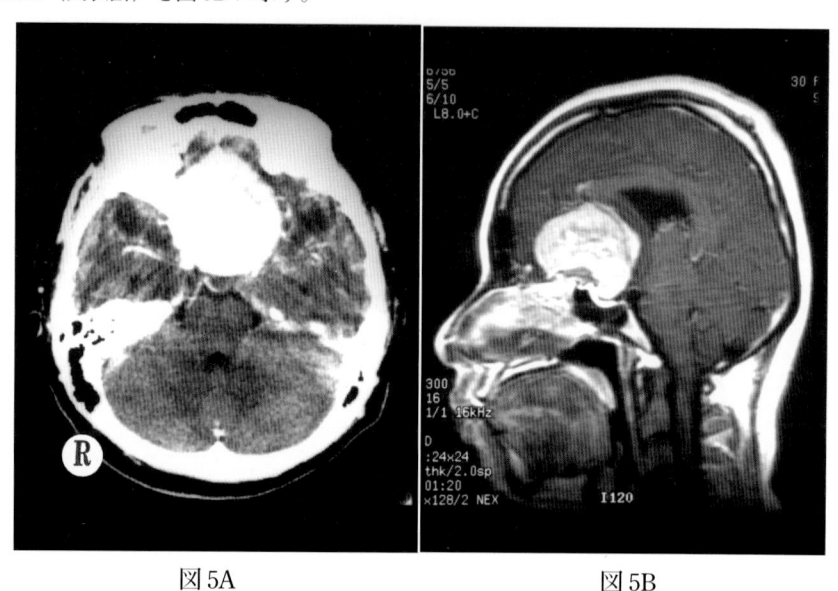

図5A　　　　　　　　図5B

この患者で認められる可能性の高い症状は以下のどれか。

(1) 同名半盲
(2) 嗅覚脱失
(3) 尿失禁
(4) 視神経萎縮
(5) 失語症

a (1)(2)(3)　　b (1)(2)(5)　　c (1)(4)(5)　　d (2)(3)(4)　　e (3)(4)(5)

問題62
解説：腫瘍は前頭蓋窩に位置し、造影 CT、MRI で均一に増強されている。嗅窩髄膜腫または鞍結節部髄膜腫 tuberculum sella meningioma が考えられる。後者であれば、まず視力障害で初発するので、前者の可能性が高い。病歴から判断すると、前頭連合野および両側眼窩脳の障害で、自発性の欠除、無欲状態、人格の変化、道徳心の低下などが見られるようである。したがって尿失禁の認められる可能性は高いと思われる。また、嗅窩髄膜腫では嗅覚の脱失 anosmia が見られるはずであり、この症例のように後方に発育すれば、視神経の圧迫による視力障害、1次性視神経萎縮が見られる（問題49参照）。失語症、同名半盲は出現しがたい（問題32、34参照）。**解答：d**

問題63 50歳の女性。3～4ヵ月前からの複視を主訴として来院した。造影 MRI を図6（A水平断、B前額断）に示す。

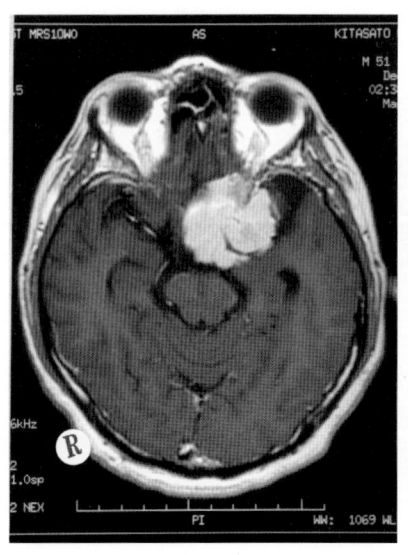

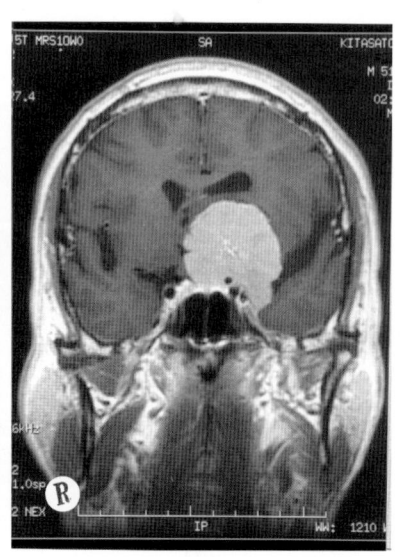

図6A　　　　　　　　図6B

MRI に描出されている構造物は以下のどれか。

a　中脳水道
b　側脳室下角
c　シルビウス裂
d　内頸動脈
e　上記の全て

問題 63
解説：水平断面で中脳の後部に中脳水道が、側頭葉内に側脳室下角が、さらに水平断面、前額断面でシルビウス裂 sylvian fissure が明瞭に描出されている。さらに、前額断面で右海綿静脈洞部内頸動脈と、腫瘍に巻き込まれている左の海綿静脈洞部および頭蓋内の内頸動脈がいずれも無信号域 signal void として描出されている。**解答：e**

問題 64　問題 63 の症例で症状の出現する可能性のある脳神経はどれか。3つ選べ。

a　聴神経
b　動眼神経
c　三叉神経
d　顔面神経
e　視神経

問題 64
解説：均一に境界明瞭に造影された腫瘍で、鞍上部 suprasellar から傍鞍部 parasellar に位置し、左の海綿静脈洞は腫瘍で充満している。髄膜腫が最も考えやすい。左の海綿静脈洞を通過する動眼、滑車、外転、三叉神経第1枝は障害をきたしている可能性がある。また、水平断で見ると、左視神経も腫瘍で取り囲まれ、視力低下をきたしていてもおかしくない（問題5参照）。**解答：b、c、e**

問題65 10歳の男性。数ヵ月前から、両側の眼のかすみを主訴に眼科を受診し、視力低下と両耳側半盲を指摘されて脳神経外科を受診。最近1年間でほとんど身長は伸びておらず、半年前からのどが渇きやすくなり、また夜間にも2〜3回、トイレに行くようになった。単純エックス線写真側面像（図7A）、単純エックス線CT（図7B）、造影CT（図7C）を示す。

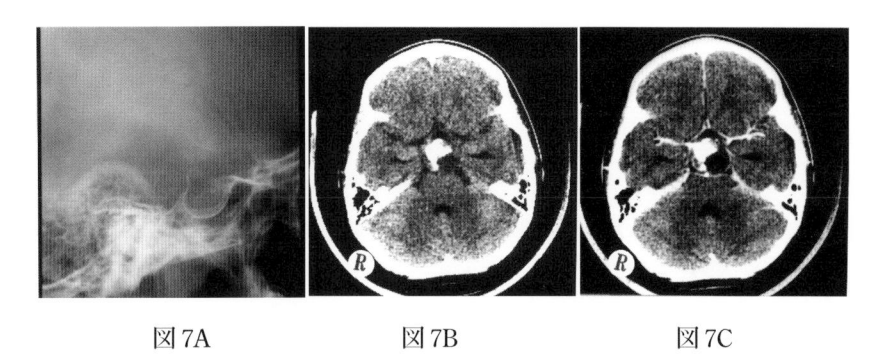

図7A　　　　　図7B　　　　　図7C

腫瘍の画像所見として正しいのはどれか。

(1) 石灰化を伴う腫瘍
(2) 嚢胞性腫瘍
(3) 腫瘍内出血
(4) 腫瘍周囲の浮腫
(5) トルコ鞍の平皿状変化

a (1)(2)(3)　　b (1)(2)(5)　　c (1)(4)(5)　　d (2)(3)(4)　　e (3)(4)(5)

問題65
解説：単純エックス線写真側面像ではトルコ鞍の平皿状変化 saucer-like configulation と石灰化が見られる。したがって、単純エックス線CTで見られる腫瘍内の高吸収域は出血ではなく、石灰化が示唆される。造影CTでは低吸収域周囲が線状に造影されている。したがって、低吸収域は浮腫ではなく腫瘍内の嚢胞 cyst である。**解答：b**

問題66 問題65の症例の診断として最も考えられるのはどれか。

a 頭蓋咽頭腫
b 鞍結節部髄膜腫
c 下垂体腺腫
d 髄膜腫
e くも膜嚢胞

問題66
解説：小児で、視力・視野障害、下垂体～視床下部機能低下（成長の停止、尿崩症）、石灰化、トルコ鞍の平皿状変化、嚢胞を伴う鞍上部腫瘍 suprasellar tumor として、頭蓋咽頭腫が最も考えられる。くも膜嚢胞 arachnoid cyst はこのような石灰化を伴わない。以下の鑑別点を参照。**解答：a**

トルコ鞍近傍腫瘍の鑑別診断

	下垂体腺腫	頭蓋咽頭腫	鞍結節部髄膜腫	視神経膠腫	鞍上部胚細胞腫
好発年齢	成人	小児（成人）	成人	小児	小児
頭蓋単純x線	バルーンニング	平皿状	鞍結節骨増殖、Blistering	視神経管拡大	正常
石灰化	(−)	(++)	(+)	(−)	(−)
CT					
単純	等吸収域	低（嚢胞部）等（充実部）高（石灰化）	等～高	等	等
造影	高吸収域	高（充実部、嚢胞周囲）	高（著明）	高	高
内分泌障害	(++)	(+)	(−) 末期に (+)	(−)	(++)
頭蓋内圧亢進	(−)	(++) 水頭症	(++) mass	(−)	(−)
視床下部障害	(−) 末期に (+)	(+)	(+)	(−)	(++) 尿崩症

その他、前交通動脈瘤も鑑別しなければならないが、MR angiography、脳血管撮影、3次元CTで鑑別が可能である。

問題67 45歳の女性。2児を出産後、35歳頃から無月経となった。37歳頃から手足が太くなり、それまでの靴や指輪が合わなくなり、友人に顔貌が変わったといわれるようになった。40歳頃から高血圧と高血糖を指摘されたが放置していた。最近、疲れやすくなり、頭痛と眼が見えにくくなってきたため、近医から脳神経外科へ紹介された。血圧は168/96mmHgと高く、鼻・口唇の肥大、下顎の突出、手指の肥大

を認める。両眼の視野は図8Aに示した。視力は両側0.5で矯正不能であり、視神経萎縮を認めた。眼球運動障害や四肢麻痺はない。頭部造影MRI、T1強調像、水平断を図8Bに、前額断を図8Cに示す。

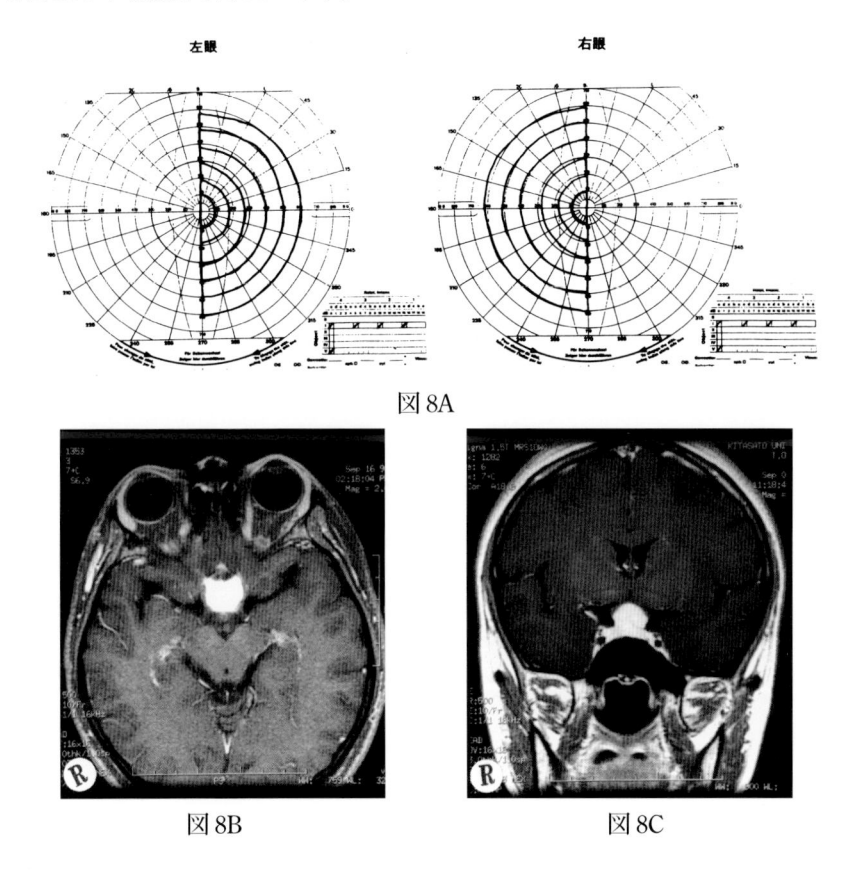

図8A

図8B　　　　　　図8C

神経学的所見から最も考えられるのはどれか。

a　海綿静脈洞症候群
b　視交叉症候群
c　視神経管症候群
d　眼窩先端部症候群
e　上眼窩裂症候群

問題 67

解説：視野検査では両耳側半盲であり、視交叉症候群が最も考えられる（問題 34 参照）。動眼、滑車、外転神経麻痺による眼球運動障害はなく、海綿静脈洞症候群、眼窩先端部 orbital apex 症候群、上眼窩裂症候群は否定される。また、視力障害は両側なので、視神経管症候群も考え難い。**解答：a**

問題 68 問題 67 の症例の MRI で見られる病変について正しいのはどれか。

(1) トルコ鞍部にある
(2) 視交叉を圧排している
(3) 眼窩内にある
(4) 中脳を圧排している
(5) 海綿静脈洞内に進展している

a (1)(2)　　b (1)(5)　　c (2)(3)　　d (3)(4)　　e (4)(5)

問題 68

解説：前額断では腫瘍はトルコ鞍部にあり、下方から視交叉を圧排していることがわかる。腫瘍の側方伸展、すなわち、海綿静脈洞への伸展は見られない。水平断では中脳への圧排はなく、また眼窩内への伸展も見られない。**解答：a**

問題 69 問題 67 の症例の血漿中で高値が予測されるのはどれか

(1) ACTH
(2) 成長ホルモン
(3) プロラクチン
(4) TSH
(5) ADH

a (1)(2)　　b (1)(5)　　c (2)(3)　　d (3)(4)　　e (4)(5)

問題 69

解説：（問題 48 参照）。病歴ないし現症から、末端肥大症 acromegaly が強く示唆される。したがって、この患者の病変は成長ホルモン産生の下垂体腺腫であることが推察される。成長ホルモン産生下垂体腺腫では約 20〜30% に高プロラクチン血症が見られる。両ホルモンを産生する腫瘍の起源が同一の細胞（acid stem cell）に由来するためと説明されている。また、下垂体腺腫の上方伸展により下垂体茎または視床下部への圧迫によって、プロラクチン分泌抑制因子 prolactine inhibitory factor：PIF の分泌抑制によるプロラクチンの上昇もありうる。プロラクチン値（正常は 25ng/ml 以下）が 200ng/ml 以上のほとんどすべてのものや、100ng/ml 以上のたいていはプロラクチン産生腫瘍であり、PIF 分泌抑制によるものは 100ng/ml 以下である。**解答：c**

問題 70　60 歳の男性。1 年前から右耳が聞こえなくなってきたことに気づいた。また、時に動揺感を自覚するため来院した。T1 強調の頭部単純 MRI（図 9A）、造影 MRI（図 9B）を示した。

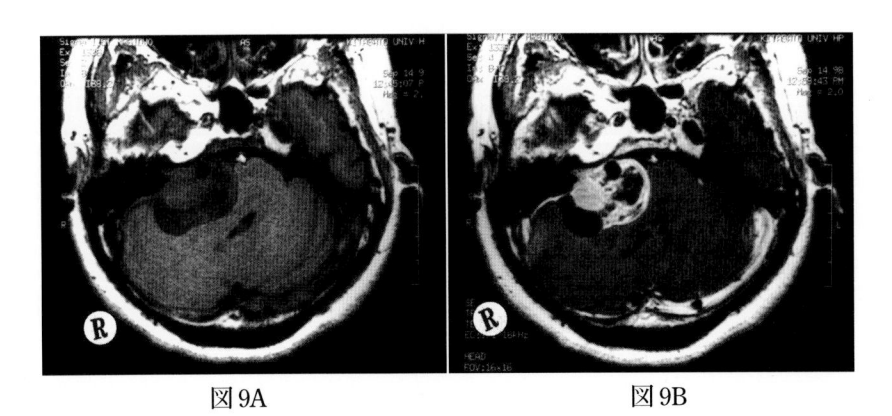

図 9A　　　　　図 9B

異常が予想される検査は以下のどれか。

(1) 視覚誘発電位
(2) 視野検査

(3) 頭蓋単純エックス線検査
(4) 聴性脳幹反応
(5) 温度眼振検査

a (1)(2)(3)　　b (1)(2)(5)　　c (1)(4)(5)　　d (2)(3)(4)　　e (3)(4)(5)

問題70

解説：片側の聴力低下で発症し、単純MRI（T1強調像）で低信号域、造影MRIで高信号域および低信号域の混在した病変である。また右聴神経と病変は連続性を示し、かつ聴神経も造影されていることから、この病変は聴神経鞘腫である可能性が最も高い。聴神経鞘腫は初発症状は難聴が最も多く（70%以上）、特に語音明瞭度（他人のしゃべる言葉の識別）がまず障害される。初発症状としての耳鳴は少なく（10%程度）、また前庭神経から発生するのに、代償作用が働くせいかめまいも少ない（数%）。顔面神経は聴神経と近接して走行するが、初発症状としての同神経の麻痺は少ない。腫瘍が上方に進展した場合三叉神経の障害が、また下方ではIX、X、XI脳神経麻痺が、内側では橋の圧迫症状が、さらには第四脳室の圧迫で閉塞性水頭症による頭蓋内圧亢進症状が出現する。聴神経鞘腫の頭蓋単純エックス線検査では内耳孔の漏斗状変化、内耳道の拡張（2mm以上の左右差）が見られる。また、聴性脳幹反応 auditory brainstem response については、その起源が聴神経末梢部（I波）→ 蝸牛神経核（II波）→ 上オリーブ複合体（III波）→ 外側毛帯（IV波）→ 下丘（V波）→ 内側膝状体（VI波）→ 聴放線（VII波）とされているが、VI、VII波については異論がある。これら各波の起源を考えると、この患者の腫瘍では聴性脳幹反応に異常が出る可能性が高い。また、聴神経はほとんどが前庭神経に発生するために前庭神経障害のための温度眼振検査（カロリックテスト caloric test）の異常が出現しやすい。一方、視覚誘発電位 visual evoked potential、視野検査は視路の異常を検索する検査なので、この症例では必要性がない。**解答：e**

問題71　問題70の患者に後頭蓋窩開頭で摘出術を行うときに特に注意をはらうべき構造物はどれか。2つ選べ。

a　上小脳動脈
b　顔面神経
c　動眼神経
d　中脳
e　橋

問題71

解説：問題70から、聴神経腫瘍が最も考えられる。したがって、後頭蓋窩開頭で摘出術を行う場合、このくらいの大きさになると腫瘍は裏側で顔面神経と癒着している可能性が高く、また内側では橋との剥離をていねいに行うことが大切である。上小脳動脈、中脳、動眼神経はいずれも腫瘍よりも上方でかなり離れているのでまず問題はない。**解答：b、e**

問題72　56歳の女性。数ヵ月前から、右の顔面のしびれ感と、電話が聞き難くなったとのことで来院した。単純エックス線CT（図10A）と造影CT（図10B）を示した。

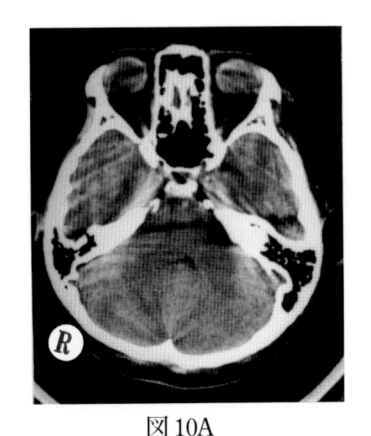

図10A　　　　　図10B

最も考えられる疾患はどれか。

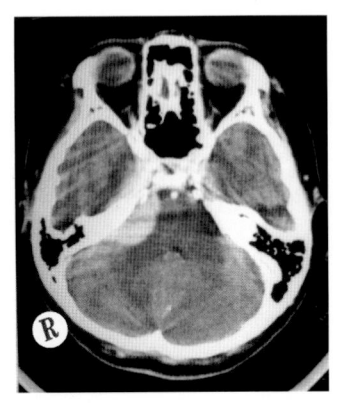

a　髄膜腫
b　類上皮腫
c　くも膜嚢胞

d 血管芽腫
e 脈絡叢乳頭腫

問題 72

解説：（問題70参照）。小脳橋角部腫瘍の80%は聴神経腫瘍で残りは髄膜腫、類上皮腫、上衣腫、三叉神経鞘腫、くも膜嚢胞、脈絡叢乳頭腫 choroid plexus papilloma などである。髄膜腫との鑑別が問題となるが、髄膜腫は聴神経鞘腫よりも錐体部 pyramis と接する部分が広く、また造影CTで髄膜腫に特有な均一に強く造影される所見が見られる（図10B）。内耳孔の拡大は少なく、むしろ錐体部先端部の破壊か、化骨形成 hyperostosis が特徴的であろう。また、上方に進展し、三叉神経の症状を示すことが少なくない。錐体部髄膜腫の症状はVIII脳神経（74%）、VII（47%）、V（37%）IX、X（32%）、小脳症状（47%）、うっ血乳頭（43%）と記載されている。類上皮腫、くも膜嚢胞は単純エックス線CTで低吸収域を示すので、この症例では可能性は低い。血管芽腫は嚢胞と造影CTで、壁在結節が造影される（図12参照）ので画像上否定的である。脈絡叢乳頭腫は小児では側脳室、成人では第四脳室に発生し、ルシュカ孔（第四脳室外側孔）から小脳橋角部へ進展することがある。単純CTでは脳室内で等～高吸収域の多房性を示し、腫瘍で造影CTで増強される。この患者では第四脳室内には腫瘍性病変はなく、否定的である。**解答：a**

問題 73　15歳の男性。1ヵ月前から時々頭痛を訴え、最近になって頭痛の回数と程度が増し、嘔吐を伴うようになったため、脳神経外科の外来を受診した。単純エックス線CT（水平断）を図11Aに、造影CT（水平断）を図11Bに示す。

神経学的に認められる可能性の<u>最も少ない</u>所見はどれか。

a　うっ血乳頭
b　上方注視麻痺
c　対光反射減弱
d　調節反射正常
e　視力低下

図11A　　　　　　　　図11B

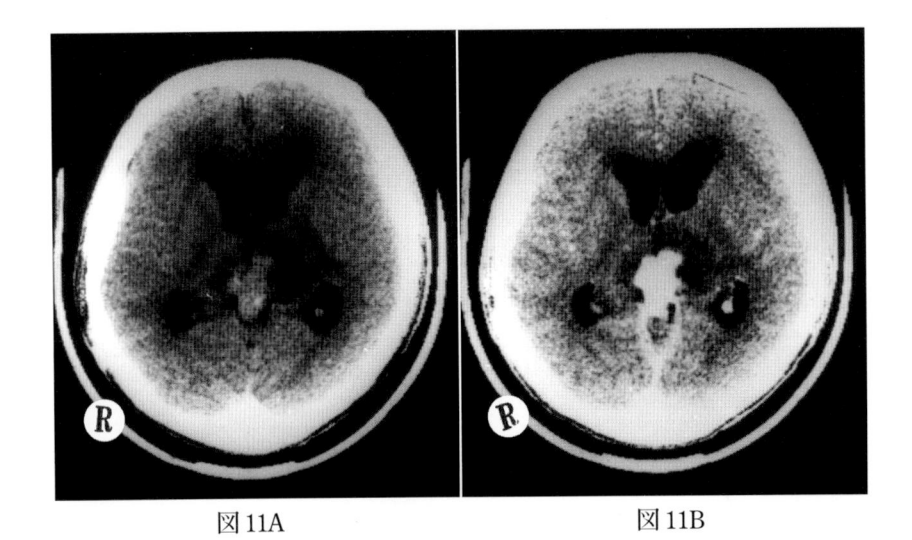

問題73

解説：病変は松果体部を占拠し、第三脳室を後方から圧排して、後半部がつぶされている。このために、脳室が拡大している。頭痛、嘔吐の原因は閉塞性水頭症による頭蓋内圧亢進である。したがって、うっ血乳頭は認められる可能性がある。また、この部の腫瘍性病変ではArgyll Robertson pupil、Parinaud徴候が特徴的なので、対光反射減弱、調節反射正常、上方注視麻痺は正解である（問題48参照）。**解答：e**

問題74　問題73の症例の腫瘍の鑑別上、有用な検査はどれか。

(1) erythropoietin
(2) α fetoprotein
(3) HCG (human chorionic gonadotropin)
(4) prolactin
(5) growth hormone

a (1)(2)　　b (1)(5)　　c (2)(3)　　d (3)(4)　　e (4)(5)

問題74

解説：問題50、69参照。松果体部に発生する胚細胞腫、奇形腫、卵黄嚢腫瘍、内胚葉洞腫瘍、絨毛癌、胎児性癌、混在型胚細胞腫瘍に分類される。HCG、α fetoprotein、胎盤性アルカリフォスファターゼはこれらの腫瘍を鑑別する補助診断法として有用とされている。画像上の鑑別は胚細胞腫は単純CTで高吸収域を示し、造影後均一に増強効果を示す（図11）。奇形腫など他の組織型は石灰化、嚢胞を有し、不均一に増強される。混在型胚細胞腫瘍も少なくないことから、画像上組織型を鑑別することはなかなか困難である。**解答：c**

問題75　40歳の男性。約半年前から、時々頭痛を訴え、最近になって歩行時のふらつきが見られるようになったために来院した。神経学的にはうっ血乳頭と躯幹性の運動失調が認められた。造影MRI（T1強調像、前額断）を図12Aに左椎骨動脈撮影側面像を図12Bに示す。

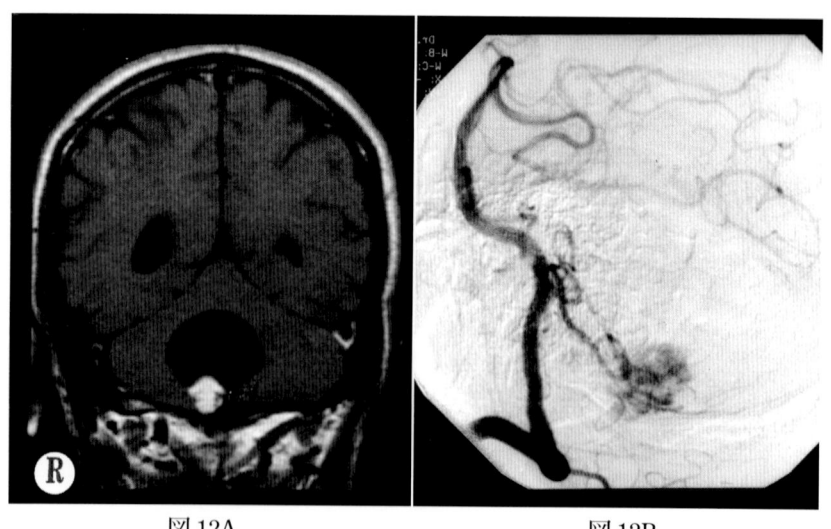

図12A　　　　　　　　　図12B

最も考えられる疾患はどれか。

a 血管芽腫
b 膠芽腫
c 脳動静脈奇形
d 髄膜腫
e 髄芽腫

問題 75
解説：小脳正中部に位置し、周囲に低信号域の囊胞を有し、造影 MRI で囊胞辺縁に壁在結節 mural nodule が見られる。また、血管撮影では壁在結節に一致して後下小脳動脈から血液供給を受ける腫瘍陰影が見られる。このような画像所見を示す成人の小脳腫瘍は血管芽腫の可能性が最も高い。膠芽腫はテント上に好発する腫瘍であり、腫瘍全体、または壊死巣の周囲がリング状に造影される（図18参照）。髄膜腫が囊胞を示すのは 2〜3％ と少なく、また髄芽腫は小児の小脳〜第四脳室腫瘍であり、このような囊胞を示すことはまれである（図14参照）。動静脈奇形では、以前に出血したことがあれば小さな古い血腫腔が囊胞状に見えるが、このような大きな囊胞は通常見られない。**解答：a**

問題 76　7歳の男児。3ヵ月前から、黒板の文字が2重に見えると訴え、さらに1ヵ月前から水を飲むときに、口角からもれるようになり、歩行時にバランスを崩して、転倒することが多くなったために来院した。MRI（矢状断）のT1強調像を図13Aに、プロトン強調像を図13Bに示す。

この患者で見られる可能性の高い症状はどれか。2つ選べ。

a 外転神経麻痺
b 腱反射低下
c 視力低下
d 失調性歩行
e うっ血乳頭

図13A　　　　　　　　　　　図13B

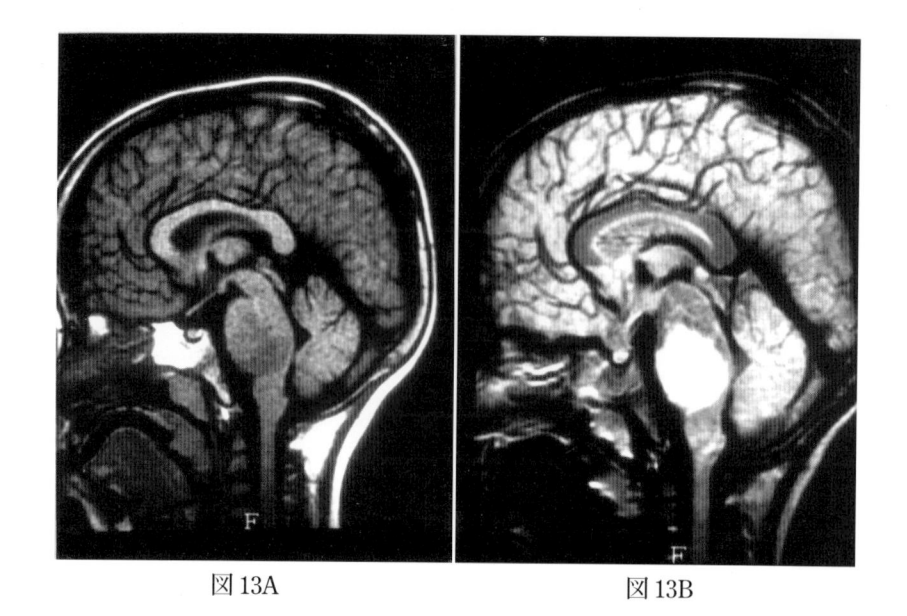

問題76

解説：MRIでは橋が腫脹しており、T1強調画像で等〜低信号域、プロトン強調画像で高信号域を示す。臨床経過は進行性であり、橋の腫瘍性病変が最も考えられ、小児に好発し、橋に最も多い脳幹部神経膠腫 brainstem glioma の可能性がきわめて高い。症状は脳幹部にある脳神経、核、錐体路、小脳脚 cerebellar peduncle が障害される。橋に好発するために顔面神経、外転神経が高率におかされる。これに錐体路症状や運動失調 ataxia が加わる。橋の神経膠腫 pontine glioma では頭蓋内圧亢進は末期まで現れないのが、髄芽腫（図14参照）などの小児の小脳・第四脳室腫瘍と異なる（中脳の神経膠腫では中脳水道の圧迫により、橋よりは閉塞水頭症による頭蓋内圧亢進症状の出現は早い）。

解答：a、d

問題77　問題76の症例で最も考えられるのはどれか。

a　神経膠腫
b　髄芽腫

c 橋出血
d 多発性神経炎
e 多発性硬化症

問題 77
解説：問題 76 参照。橋の神経膠腫が考えられる。橋出血 pontine hemorrhage、多発性硬化症 multiple sclerosis は経過より、また多発性神経炎 polyneuritis は MRI 所見、経過から否定的である。髄芽腫は小児の脳腫瘍であるが、小脳〜第四脳室にかけて発育する腫瘍（問題 14 参照）であり、部位的にあてはまらない。**解答：a**

問題 78 13 歳の男児。1 ヵ月前から、頭痛を訴え、元気が無くなり、朝食を食べなくなった。また、歩行時にふらつくようになり、3 日前から嘔吐するようになった。受信時の朝、布団の上で嘔吐したまま、ぐったりとしているところを発見されて来院した。頭部エックス線単純 CT を図 14A に、造影 CT を図 14B に示す。

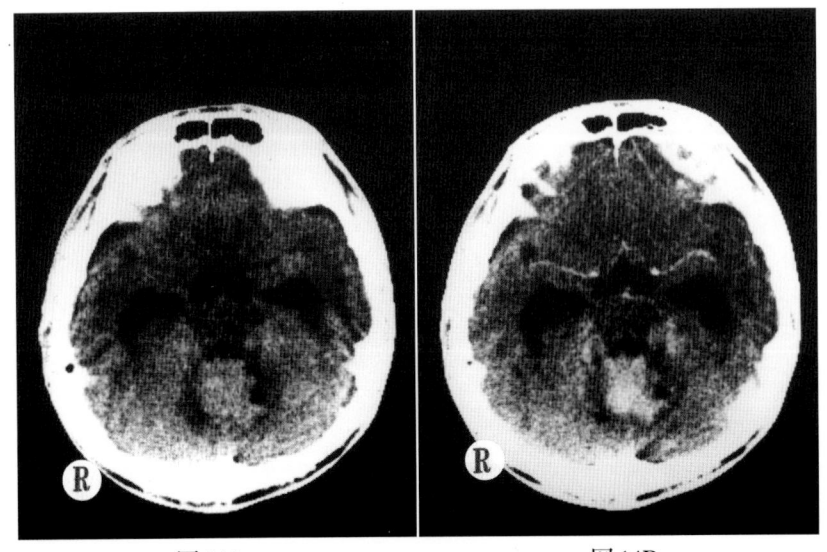

図 14A　　　　　　　　図 14B

認められる可能性の高い症状はどれか。

(1) 運動失調
(2) 外転神経麻痺
(3) うっ血乳頭
(4) 上方注視麻痺
(5) 腱反射亢進

a (1)(2)(3)　　b (1)(2)(5)　　c (1)(4)(5)　　d (2)(3)(4)　　e (3)(4)(5)

問題78
解説：単純CTではやや高吸収域で、小脳虫部 cerebellar vermis から第四脳室後半部（前半部は低吸収域としてわずかに認められる）を埋める後頭蓋窩腫瘍である。造影後、小さな囊胞の存在を示唆する低吸収域の部分を除いて均一に造影される。側脳室下角の拡大が見られ、第四脳室ないし中脳水道の髄液通過障害による閉塞性水頭症の存在が推察される。したがって、症状としては運動失調、頭蓋内圧亢進によるうっ血乳頭、それに偽局所症状 false localizing sign としての外転神経麻痺の認められる可能性がある。小脳の病変では腱反射は亢進しない。上丘を圧迫するような病変ではないので、上方注視麻痺は見られない。**解答：a**

問題79　問題78の症例で考えられる疾患はどれか。

(1) 血管芽腫
(2) 髄芽腫
(3) 上衣腫
(4) 膠芽腫
(5) 髄膜腫

a (1)(2)　　b (1)(5)　　c (2)(3)　　d (3)(4)　　e (4)(5)

問題 79

解説：問題 44 〜 46 参照。解答に示されたなかで、小児の小脳〜第四脳室腫瘍として、考えやすいのは髄芽腫と上衣腫である。その他の腫瘍は年齢や部位を考慮した場合、考えにくい。髄芽腫の典型的な CT 所見は 1）単純 CT で軽度高吸収域、2）造影 CT で均一増強効果、3）境界鮮明、4）正中部に存在、5）水頭症を伴うなどである。この部位の髄芽腫と上衣腫の鑑別は容易でないが、石灰化（約半数）や嚢胞形成（嚢胞形成はテント上では高頻度）は上衣腫の方が頻度が高い。なお、この症例の摘出標本は髄芽腫であった。**解答：c**

問題 80 8 歳の男児。2 〜 3 ヵ月前から、起床時に頭痛を訴え、最近になって増強し、時々嘔吐を伴い、さらに酔っぱらいのような歩き方をするようになってきたために、脳神経外科を受診した。神経学的にはうっ血乳頭、躯幹性運動失調 trunkal ataxia を認めた。造影前後の MRI、T1 強調像（水平断）を図 15A、B に示す。

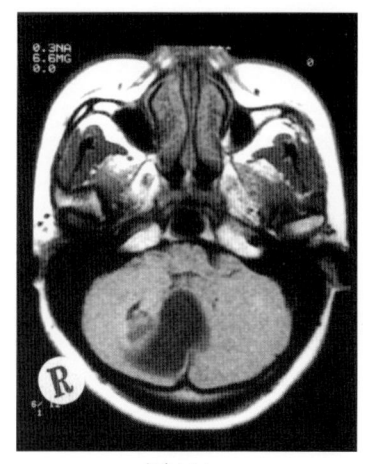

図 15A 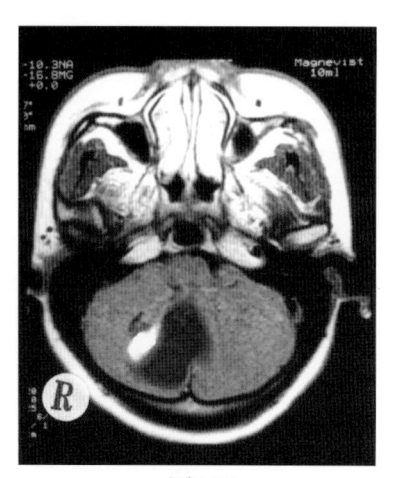   図 15B

最も考えられる疾患はどれか。

a　星細胞腫
b　髄芽腫
c　血管芽腫

d　上衣腫
e　くも膜嚢胞

問題 80
解説：問題 44 〜 46 参照。MRI、T1 強調像で大きな低信号域の部分（嚢胞）があり、造影 MRI で低信号域に接して、著明に増強される所見（壁在結節）が見られる。小児の後頭蓋窩腫瘍で、このような所見を示すのは小脳星細胞腫 cerebellar astrocytoma のなかの、最も良性な毛様状星細胞腫 pilocytic astrocytoma である。小児脳腫瘍のなかで悪性の髄芽腫とほぼ同頻度である。髄芽腫はこのような大きな嚢胞を伴うことは少ない。成人では血管芽腫が似たような所見を示す（図 12 参照）。上衣腫は第四脳室に腫瘍の主座があり周辺に嚢胞を形成するので、所見が異なる。また、くも膜嚢胞では壁在結節は増強されない。
解答：a

問題 81　65 歳の男性。左慢性中耳炎がある。3 週前から徐々に頭痛と嘔吐が見られ、数日してから右側が見えにくいと訴えるようになった。また前日より傾眠傾向となってきたために家人につれられて来院した。頭部造影 MRI（T1 強調像）を図 16 に示す。

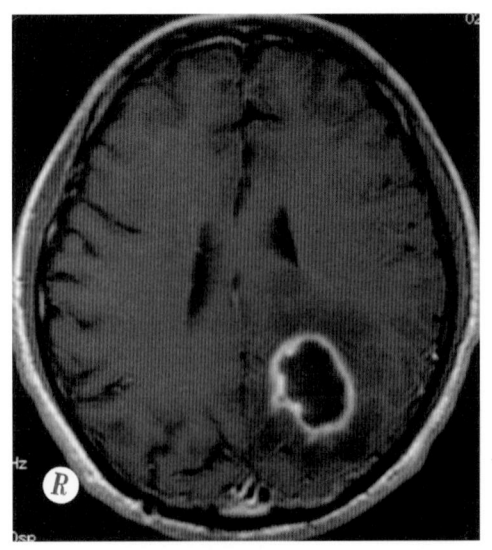

図 16

考えられる疾患はどれか。

a 脳出血
b 出血性脳梗塞
c 脳膿瘍
d 膠芽腫
e 転移性脳腫瘍

問題 81
解説：問題 53 参照。造影 MRI でリング状増強効果を示す代表的疾患は膠芽腫、転移性脳腫瘍、脳膿瘍である。この患者では慢性中耳炎があり、発熱があること、リングの壁が比較的スムーズで薄いことから、脳膿瘍が最も考えられる。膠芽腫では壁が厚く不整であり花環状を呈する（図18参照）、転移性脳腫瘍でも壁は厚く、また多発性のことが少なくない（図17参照）。脳出血 cerebral hemorrhage や出血性脳梗塞 hemorrhagic infarction でも亜急性期にはリング状増強効果が見られるが、この症例では臨床経過から否定的である。**解答：c**

問題 82　75歳の女性。約2ヵ月前から時々、急に生ゴミの腐敗したような悪臭がすると家人に話していた。また、娘との会話中に急に意志の疎通がなくなり、口をもぐもぐさせて、物を噛むようなしぐさをしながら、ずぼんをまさぐるエピソードが数回見られた。さらに、最近になって、食欲がなくなり、頭痛を頻繁に訴えるようになったために来院した。神経学的にはうっ血乳頭と右上1／4盲を認めた。来院時の頭部造影CTを図17に示す。

病歴上のエピソードと関係ある部位はどれか。

a 前頭葉
b 側頭葉
c 頭頂葉
d 後頭葉
e 視床

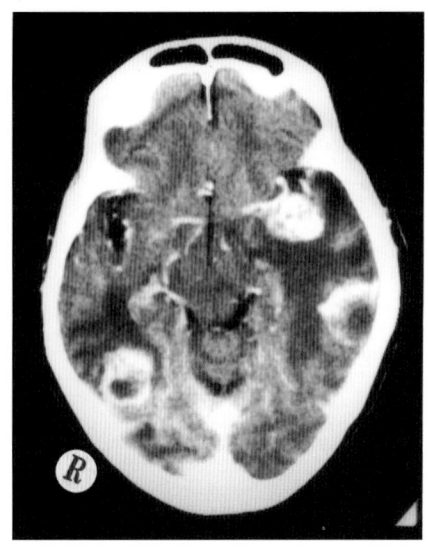

図17

問題82
解説：てんかんの焦点 focus が大脳半球の灰白質にある場合、部分発作 partial seizure をきたし、この発作の病歴を詳細に聴取することによって、病変の局在を推察することができる。この患者のてんかんは嗅覚性発作 olfactory seizure、自動症 automatism であり、側頭葉てんかん、ないしは鈎発作 untinate fit と呼ばれるてんかんである。責任病巣の局在として側頭葉が考えられる。このてんかんには精神発作 psychical seizure（夢を見ている状態 dreamy state、過去経験した状況、既視感 déjà vu、恐怖発作 seizure of fear など）やこれに比較的単純な動作を繰り返しを伴う精神運動発作 psychomotor seizure（意識の途絶 interruption、咀嚼運動様 masticatory pantomime、自分自身の体をまさぐったり、錯乱行動 など）が含まれる（問題49参照）。また、この患者で見られた上1／4盲は側頭葉病変で出現する（問題34参照）。この他てんかんのなかで、焦点性運動発作 focal motor seizure では、運動発作が指→上肢→顔→下肢→対側→全身けいれん generalized seizure へ移行（Jackson 型発作 Jacksonian seizure）し、このような場合、前頭葉病変の存在を疑わせる（なお、このような発作後一時的に体の一部が麻痺することを Todd 麻痺 Todd's

palsyと呼ぶ）。前頭葉のpremotor areaでは、回転発作adversive seizureといって、眼・頭部を焦点の反対側へ回転させる発作が見られる。頭頂葉では中心後回の焦点で、対側の異常感覚を示す体位感覚性発作somatosensory seizureが、後頭葉や側頭葉では視覚性発作visual seizureが、側頭葉では聴覚性発作auditory seizureが見られる。また、種々の腹部症状、胸部症状などの自律神経症状の焦点は間脳diencephalon、島回gyri insulaeなどに焦点があると考えられている。**解答：b**

問題83 問題82の症例で鑑別診断を行ううえで必要な検査はどれか。

a 肺のCT検査
b 腫瘍マーカーの測定
c 全身のガリウムシンチ
d CRP検査
e 上記の全て

問題83
解説：造影CTでは周囲に低吸収域（脳浮腫）を伴った多発性の病変が見られ、それらは均一に造影される病変と、壁の厚いリング状増強効果を示すものがある。鑑別すべき疾患は転移性脳腫瘍、脳膿瘍、悪性リンパ腫などである。炎症所見の有無、原発巣の検索には解答の項目のa〜dは全て必要である。**解答：e**

問題84 問題82の症例で考えられる疾患はどれか

(1) 転移性脳腫瘍
(2) 悪性リンパ腫
(3) 膠芽腫
(4) 多発性脳梗塞
(5) 多発性脳出血

a (1)(2)　　b (1)(5)　　c (2)(3)　　d (3)(4)　　e (4)(5)

問題 84
解説：解説 83 参照。**解答**：a

問題 85　60 歳の右利きの男性。1 ヵ月くらい前から、頭痛を訴えるようになり、最近になって傾眠がちとなってきたために家人と来院した。頭部造影 CT を図 18 に示す。

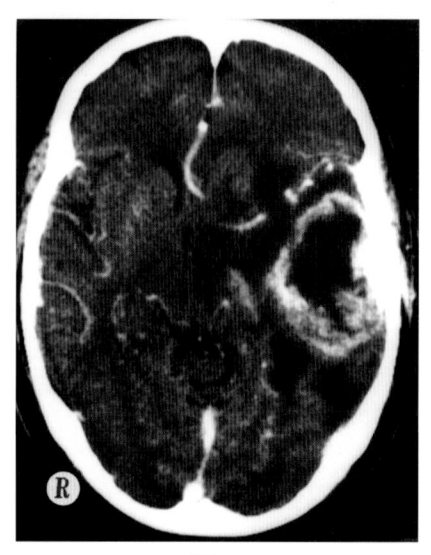

図 18

出現する可能性の高い症状はどれか。

(1) 失語症
(2) 同名半盲
(3) うっ血乳頭
(4) 半側空間無視
(5) 着衣失行

a (1)(2)(3)　　b (1)(2)(5)　　c (1)(4)(5)　　d (2)(3)(4)　　e (3)(4)(5)

問題 85

解説：問題 32 ～ 34 参照。優位半球の側頭葉に病変が存在するので、失語症と同名半盲は出現する可能性あり。また、著明な脳浮腫を伴う占拠性病変なので、うっ血乳頭も出現しうる。半側空間無視、着衣失行は劣位半球の頭頂葉病変で見られる。**解答：a**

問題 86　問題 85 の症例で考えられる疾患はどれか。2 つ選べ。

a　髄膜腫
b　血管芽腫
c　脳膿瘍
d　膠芽腫
e　転移性脳腫瘍

問題 86

解説：問題 53、81、84 参照。周囲に著明な浮腫を伴い、造影 CT でリングの形が花環状（garland-lile）でリングの厚さが部分的に厚く不規則である。膠芽腫と転移性脳腫瘍が考えやすく、脳膿瘍ならば壁が比較的薄く均一な増強効果を示す（図 16 参照）。髄膜腫（図 3 参照）、血管芽腫（図 12 参照）はすでに症例が出ているようにあてはまらない。**解答：d、e**

問題 87　30 歳の男性。2 年くらい前から、右上肢ががたがたふるえ、自分の意志では止められないことが数回あった。昨日は右上肢のふるえにはじまり、全身けいれんをおこして気を失ったために来院した。神経学的には右上肢の腱反射亢進以外に異常はなかった。頭部単純 CT（図 19A）と造影 CT（図 19B）を示す。

最も考えられる疾患はどれか。

a　上衣腫
b　脳梗塞

図 19A　　　　　　　　　　図 19B

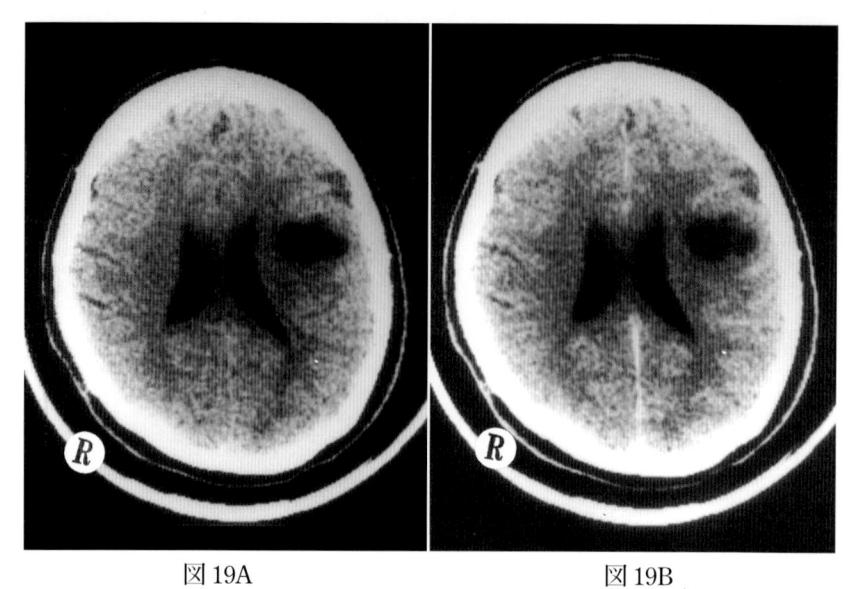

c　髄膜腫
d　星細胞腫
e　膠芽腫

問題 87
解説：単純 CT では低吸収域を示し、造影 CT ではほとんど増強効果を示さない。皮質が障害されておらず、血管支配に一致しないので脳梗塞は考えられず、髄膜腫は造影 CT で増強効果のないことから当てはまらない。膠芽腫は図 18 で示すようにリング状増強効果など、造影 CT で所見が見られるのでこの患者と異なる。上衣腫は脳室の上衣細胞から発生するので、脳室と接していないこの患者では考えにくい。てんかんで発症し、比較的経過が長く、増強効果の少ない腫瘍として、良性の星細胞腫 benign astrocytoma が最も考えやすい。悪性星細胞腫 malignant astrocytoma では通常、造影 CT で増強効果が見られる。
解答：d

問題 88　40 歳の女性。1 年前から 2 度ほど全身けいれんが見られた。また、最近になって洗濯をせず押し入れにいっぱいためたり、排尿がまにあわず、下着を汚すこ

とが多くなった。しかし本人はあまり気にとめる様子がないために、心配した家人とともに外来を受診した。頭部単純エックス線CTを（図20A）、造影CT（図20B）を示す。

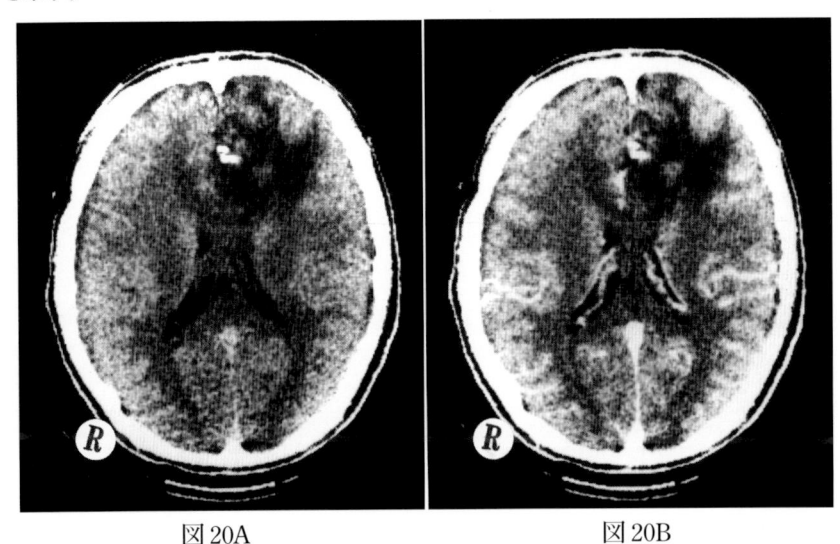

図20A

図20B

最も考えられる疾患はどれか。

a　多発性硬化症
b　乏突起神経膠腫
c　膠芽腫
d　脳梗塞（前大脳動脈領域）
e　脳膿瘍

問題88
解説：単純CTでは左前頭葉に石灰化を伴う低吸収域が見られ、造影CTでは増強効果は軽度である。乏突起神経膠腫 oligodendroglioma が最も考えられる。膠芽腫は増強効果が著明であり、脳膿瘍はリング状増強効果が見られるので当てはまらない。脳梗塞、多発性硬化症は臨床経過が合わないし、石灰化が顕著すぎる。**解答：b**

3) 脳血管障害（基礎問題）

問題89 中大脳動脈の破裂動脈瘤のクリッピング clipping を行った。術後経過良好であったが、4日目から意識障害と不全片麻痺とが出現した。

最も考えられるのはどれか。

a 正常圧水頭症
b 髄膜炎
c 脳血管攣縮
d 出血性梗塞
e 術後出血

問題89
解説：脳動脈瘤 cerebral aneurysm の破裂によるくも膜下出血 subarachnoid hemorrhage の合併症として、（遅発性）脳血管攣縮 delayed vasospasm、高圧性 hypertensive hydrocephalus または正常圧水頭症 normal pressure hydrocephalus：NPH、脳浮腫 brain edema などがある。設問のような経過を取るものは脳血管攣縮である。すなわち、出血後、4日〜2週間程度の時期に、片麻痺、失語症などの脳の巣症状が出現する。診断にはこのような出血後の臨床経過が最も大切であり、確定診断は脳血管造影で症状を説明できる主幹動脈の狭小化を確認することである。脳血管造影ではくも膜下出血後の患者の70%程度に攣縮は認められるが、症候性は30%、転帰不良は15%程度といわれている。CT、MRIで脳梗塞 cerebral infarction の所見が認められるようだと診断は遅く転帰は悪い。早期に診断し、循環血液量を低下 hypovolemia させずに、正常 normovolemia に維持するか、積極的に増加 hypervolemia させたり、体血圧を上げたり、攣縮に適応のある薬剤の投与などを行う。脳底部の出血量が多いほど攣縮の頻度や程度がひどくなるために、急性期の手術で脳底部くも膜下腔の凝血塊を脳組織や血管を痛めないように、洗浄しながらできるだけ取り去ることも攣縮の予防に効果があるとされている。出血性梗塞はいったん閉塞した主

幹動脈が再開通することによって発生する。したがって、閉塞による症状出現から、出血で症状が再増悪するまでの時間的経過が必要である。急性硬膜外血腫 acute epidural hematoma、脳内血腫 intracerebral hematoma などの術後出血はほとんどが 24 時間以内に発生する。正常圧水頭症は出血後、数週〜数ヵ月後に典型例では精神症状、歩行障害、尿失禁の三主徴が見られ、CT で脳萎縮を伴わない脳室拡大が見られ、髄液圧は正常である。治療方針をたてるために、radioisotope（RI）ないしは水溶性造影剤による脳槽造影 cisternography で、脳室内逆流 ventricular reflux と髄液の吸収障害の確認が必要なことがある。典型例では脳室腹腔短絡術 ventriculo-peritoneal（VP）shunt で劇的に症状が改善する（問題 154 参照）。髄膜炎も術後に出現する可能性はあるが巣症状は見られない。**解答：c**

問題 90 くも膜下出血について正しいのはどれか。

(1) 動脈瘤の破裂によるものは小児に多い。
(2) 脳室内に穿破すると急性水頭症をきたしやすい。
(3) 左右の頸動脈と椎骨動脈の血管造影を必要とする。
(4) 脳血管攣縮が 2 週以内に生じやすい。
(5) 動脈瘤からの再出血は 4 週以内が多い。

 a (1)(2)(3) b (1)(2)(5) c (1)(4)(5) d (2)(3)(4) e (3)(4)(5)

問題 90
解説：問題 89 の解説参照。動脈瘤破裂は 40 〜 50 歳に最も高頻度である。脳室内に穿破すると高圧性の急性水頭症をきたし、脳室ドレナージ ventricular drainage が必要となる。瘤を未処置のままで、この処置を行うと再出血 rebleeding の危険性が増す。約 20% に多発性脳動脈瘤 multiple aneurysm があるので、4 vessels angiography を原則的に行う。瘤の再出血は 24 時間以内が最多である。**解答：d**

問題 91 急性期の脳卒中患者を往診した。脳動脈瘤破裂によるくも膜下出血を疑わせる所見はどれか。

(1) 激しい頭痛
(2) 網膜前出血
(3) 嘔吐
(4) 共同偏視
(5) 片麻痺

a (1)(2)(3)　　b (1)(2)(5)　　c (1)(4)(5)　　d (2)(3)(4)　　e (3)(4)(5)

問題 91
解説：くも膜下出血では脳の巣症状は見られないので、共同偏視 conjugate deviation や片麻痺は認められない。典型例では突然、今まで経験したことのない激しい頭痛が出現して、嘔吐する。網膜前出血 preretinal hemorrhage は脳動脈瘤破裂のように急激な頭蓋内圧亢進時に認められる。**解答：a**

問題 92 以下の組み合せで正しいのはどれか

(1) 内頸動脈後交通動脈分岐部動脈瘤――――縮瞳
(2) 海綿静脈洞部内頸動脈瘤――――――――外転神経麻痺
(3) 脳底動脈先端部近傍動脈瘤――――――――複視
(4) 解離性椎骨動脈瘤――――――――――――延髄外側症候群（Wallenberg 症候群）
(5) 内頸動脈眼動脈分岐部動脈瘤――――――両耳側半盲

a (1)(2)(3)　　b (1)(2)(5)　　c (1)(4)(5)　　d (2)(3)(4)　　e (3)(4)(5)

問題 92
解説：内頸動脈後交通動脈分岐部動脈瘤および脳底動脈先端部近傍動脈瘤は動眼神経麻痺の原因となる（問題 113 参照）。海綿静脈洞部内頸動脈瘤は同静脈洞を通過する動眼、滑車、外転、三叉神経第一枝の障害をきたしうる。内頸動

脈眼動脈分岐部動脈瘤は通常、片側の視神経が圧迫されて視力、視野障害をもたらす。解離性椎骨動脈瘤 dissecting aneurysm of vertebral artery はくも膜下出血の原因となり、また虚血症状を示すときには、延髄外側症候群（Wallenberg 症候群）（回転性めまい、嘔気、嘔吐、嚥下障害、Horner 症候群、同側の小脳症状、同側顔面と対側四肢躯幹の温痛覚鈍麻）をきたす。**解答：d**

問題 93 脳動静脈奇形と<u>関係の少ない</u>のは以下のどれか。1つ選べ。

a 皮質下出血
b けいれん発作
d 脳虚血症状
d 脳室内出血
e 症候性脳血管攣縮

問題 93

解説：脳動静脈奇形 cerebral arteriovenous malformation : AVM の2大症状はけいれん発作と出血である。出血は皮質下出血 subcortical hemorrhage および脳室内出血 ventricular hemorrhage が大多数を占め、脳動脈瘤のように脳底部くも膜下腔の出血とは異なる。したがって、症候性脳血管攣縮はまれである。脳動脈瘤が1次性くも膜下出血 primary subarachnoid hemorrhage とすれば、脳動静脈奇形は脳室内に穿破して髄液を血性にする2次性くも膜下出血 secondary subarachnoid hemorrhage といえる。脳動脈瘤に比して、脳動静脈奇形の出血は若年者に多く、20歳〜40歳に好発する。時に脳虚血症状も見られる。動静脈シャントにより、動脈性の盗血現象 steal phenomenon による脳虚血 arterial steal と、静脈圧上昇による脳灌流圧の低下による、静脈性虚血 venous ischemia の可能性がある。**解答：e**

問題 94 脳動静脈奇形について正しいのはどれか。2つ選べ。

a 放射線照射は治療として有効ではない。
b 流入動脈に動脈瘤を生ずることがある。

c てんかんは奇形摘出後に減少する。
d 再出血の頻度は動脈瘤に比べて高い。
e 脳底部クモ膜下腔への出血が主体をなす。

問題94
解説：放射線治療のうち、通常の照射療法 radiation therapy は効果がないとしてかなり以前に用いられなくなったが、γ-knife による放射線治療は radiosurgery として、小型の動静脈奇形に対して有効であり、治療の選択肢として広く利用されている。流入動脈 feeding artery に動脈瘤 aneurysm が発生することはよく知られており、血行力学的な因子が関与するとされている。てんかんは出血とともに脳動静脈奇形の2大症状であるが、奇形の摘出後にはてんかんの頻度が減少するという報告が多い。再出血の頻度は動脈瘤に比べると少ないが、長期経過観察では、再出血により40～50％は死亡するか、重篤な症状を残す。動静脈奇形では、脳実質や脳室内出血が主体であり、脳動脈瘤のようにCTで、脳底部くも膜下腔が高吸収域になるような出血はきわめて少ない。
解答：b、c

問題95　視床出血の原因となる穿通枝血管は主としてどれから分枝するか。

a 前大脳動脈
b 中大脳動脈
c 後大脳動脈
d 脳底動脈
e 椎骨動脈

問題95
解説：高血圧性視床出血 hypertensive thalamic hemorrhage の責任血管は視床穿通動脈 thalamoperforating artery であり、これは後大脳動脈 posterior cerebral artery から分枝する。なお、被殻出血 putaminal hemorrhage は中大脳動脈 middle cerebral artery の分枝であるレンズ核線状体動脈 lenticulostriate artery が責任血管である。　**解答：c**

問題96　脳卒中による片麻痺で歩行の改善を阻害するのはどれか。

(1) 弛緩性片麻痺
(2) 痙性麻痺
(3) 表在感覚障害
(4) 半側空間無視
(5) 起立性低血圧

a (1)(2)(3)　　b (1)(2)(5)　　c (1)(4)(5)　　d (2)(3)(4)　　e (3)(4)(5)

問題96
解説：理学療法を行う上で、弛緩性片麻痺 flaccid hemiparesis、半側空間無視 hemispatial neglect、起立性低血圧 orthostatic hypotension は歩行の改善の阻害因子となる。**解答：c**

問題97　小児モヤモヤ病できたしにくい症状はどれか。2つ選べ。

a　てんかん
b　知能低下
c　頭蓋内出血
d　脳虚血症状
e　運動失調

問題97
解説：ウイリス動脈輪閉塞症（モヤモヤ病 moyamoya disease）は両側の内頸動脈終末部、前、中大脳動脈近位部に狭窄ないしは閉塞をきたし、その付近に側副血行路である異常血管網（モヤモヤ血管）が見られる疾患である。日本人に多発し、5歳（若年型）と30～40歳（成人型）をピークとする二峰性の発生が見られ、若年型が多い。症状は若年型は過呼吸時の脳虚血症状（一過性脳虚血発作 transient ischemic attack：TIA、脳梗塞）、てんかん、知能低下であ

り、成人型では頭蓋内出血（脳室近傍〜脳室内出血または基底核出血、くも膜下出血）が多い。内頸動脈系が狭窄、閉塞像を示すのに対して、椎骨脳底動脈系の変化は通常、末期まで見られない。したがって、運動失調など小脳・脳幹症状はまれである。脳血管撮影ではステージによって、種々の程度の上記の所見と外頸動脈系からの側副血行路が見られる。単純CTでは、前頭葉に強い脳萎縮、基底核部または皮質部の梗塞、造影CTでは側副血行路が血管密度の増強像として、また中大脳動脈の増強不良像が見られる。MRIでは、モヤモヤ血管が無信号域 signal void として描出される。その他、小児例では脳波で過呼吸による著明な徐波化（build up）が見られ、徐波化が減少ないしは正常化し、次いで過呼吸終了数十秒後に、再度徐波化が見られるといわれる（再徐波化 re-build up）。**解答：c、e**

問題 98 モヤモヤ病に対する血行再建術時に避けるべき事項はどれか。2つ選べ。

a 側副血行路を温存する
b 過度な高炭酸ガス血症に維持する
c 脳灌流圧を正常に維持する
d 循環血液量を正常に維持する
e 過度な低炭酸ガス血症に維持する

問題 98

解説：モヤモヤ病の生命予後は悪くないが、脳虚血症状の反復によって、機能予後は必ずしも良くない。特に、3歳未満に発症する若年型では他に比して、知能低下による機能予後不良例が少なくない。種々の直接（浅側頭・中大脳動脈吻合術 superficial temporal artery-middle cerebral artery、STA・MCA anastomosis）ないしは間接バイパス手術（encephalo-myo-synangiosis EMS、encephalo-duro-arterio-synangiosis EDAS など）が施行されている。虚血症状を示す症例、特に小児例では有効とする報告が多い。手術治療はいくぶん出血を防止する傾向を示すが結論が出ていない。手術中に注意すべきことは脳虚血症状を防ぐことである。それにはまず皮膚切開、硬膜切開の時に外頸動脈系からの側副血行路を可能な限り温存する。脳灌流圧 cerebral perfusion pressure

（体血圧－頭蓋内圧）を下降させない。循環血液量 circulatory blood volume を減少させない。炭酸ガス分圧については、過呼吸による低炭酸ガス血症 hypocapnia が悪いことは明らかであるが、過度な高炭酸ガス血症 hypercapnia も良くないといわれている。すなわち、高炭酸ガス血症によって、正常に脳血管反応性の残っている部分の脳の抵抗血管が拡張し、脳血流が増加するために、障害部分の脳血流が減少して、症状が悪化するのである（intracerebral steal）。

解答：b、e

問題99 特発性頸動脈海綿静脈洞瘻について正しいのはどれか。2つ選べ。

a 中年以降に好発する
b 外傷性に比して自然治癒の可能性が少ない
c 女性に多い
d 脳虚血症状をきたしやすい
e 脳出血を高率に認める

問題99

解説：問題120〜122参照。特発性頸動脈海綿静脈洞瘻 spontaneous carotid-cavernous fistula：CCS は非外傷性の CCF であり、動脈瘤が破裂して内頸動脈と海綿静脈洞が直接的に瘻を形成するような直接型と内・外頸動脈硬膜枝が関与する間接型があり、後者はほとんどが硬膜動静脈奇形 dural AVM といわれる疾患である。間接型の特発性頸動脈海綿静脈洞瘻（海綿静脈洞部硬膜 AVM）（硬膜 AVM の1/4程度）は横静脈洞・S 状静脈洞部硬膜 AVM（硬膜 AVM の2/3程度）とともに、硬膜 AVM の好発部位である。硬膜 AVM は40〜60歳に集中し（全体の3/4程度）、女性が過半数を占める。特に、特発性頸動脈海綿静脈洞瘻（海綿静脈洞部硬膜 AVM）は女性に多い（80％程度）。症状は部位（流出静脈の経路）によって異なるが、特発性頸動脈海綿静脈洞瘻（海綿静脈洞部硬膜 AVM）は流出静脈が上眼静脈なので眼球突出 exophthalmos、結膜充血 chemosis、眼窩部雑音 bruit の三主徴が見られる。その他に、眼球運動障害（動眼、滑車、外転神経麻痺）、視力障害、頭痛・眼痛（三叉神経第1枝の症状）を訴える。診断は脳血管造影で、海綿静脈洞〜上眼静脈への

早期描出、逆行性造影で確定される（図36参照）。造影CT、MRIでは上眼静脈の拡張所見が重要である（図36参照）。治療は最近では血管内治療による塞栓術が第一選択である。なお外傷性CCFに比して、特発性CCFは自然治癒をきたす可能性が高い。横静脈洞・S状静脈洞部硬膜AVMは錐体静脈に流出し雑音（耳鳴）、頭痛・眼痛、うっ血乳頭が主症状であり、性差はほとんどない。流出静脈が皮質静脈に逆流し、出血や灌流圧低下による脳虚血を示すことがあるが、特発性頸動脈海綿静脈洞瘻（海綿静脈洞部硬膜AVM）ではまれである。前頭蓋底部、小脳テント、上矢状静脈洞部の硬膜AVMでは出血や脳虚血をきたしやすい。**解答：a、c**

問題100 頸動脈海綿静脈洞瘻の症状について正しいのはどれか。

(1) 視力障害
(2) 眼球陥凹
(3) 嗅覚脱出
(4) 眼窩部雑音
(5) 外転神経麻痺

a (1)(2)(3)　　b (1)(2)(5)　　c (1)(4)(5)　　d (2)(3)(4)　　e (3)(4)(5)

問題100
解説：問題99参照。**解答：c**

問題101 脳血管障害に関する治療法で正しい組み合わせはどれか。2つ選べ。

a 脳動静脈奇形 ──────── 定位的放射線照射療法
b 一過性脳虚血発作 ──────── 頸動脈内膜剝離術
c 晩期脳血管攣縮 ──────── 低血圧維持
d Grade V（Hunt & Kosnik分類）の破裂動脈瘤 ── 早期clipping手術
e 頸動脈海綿静脈洞瘻 ──────── 浅側頭・中大脳動脈吻合術

問題 101

解説：問題 89、94、99 参照。一過性脳虚血発作 TIA の原因のなかで、外科的手術の対象となるのは、頸部頸動脈のアテローム性変化を伴う狭窄病変であるからの血小板血栓が TIA の原因であり、適切な内科的治療（抗血小板療法）で効果がないときには、頸動脈内膜剥離術 endarterectomy が適応となる（問題 118 参照）。早期 clipping 手術は瘤の再出血を防止するために行われる。その対象となる破裂脳動脈瘤は年齢や全身状態にもよるが、一般的には Hunt & Kosnik 分類の Grade I 〜 III（I、II：Japan Coma Scale JCS で 0 〜 1、III：2 〜 10）である。V（JCS で 200 〜 300）は対象とならない。IV（JCS で 20 〜 100）のなかで比較的良好な患者で、さらに意識の改善傾向を示す症例では早期手術を行うこともある。**解答：a、b**

4）脳血管障害（発展問題）

問題 102　70 歳の女性。風呂場で倒れているのを発見された。来院時は呼びかけに対して開眼したが自分の名前は言えなかった。疼痛刺激に対して、右上肢を動かさない。呼吸数 12 ／分。吸気時に前胸部が陥凹し、いびき様の音が聞こえる。脈拍 80 ／分、整。血圧 230 ／ 120mmHg。来院後さらに意識が低下してきた。

直ちに行うべき処置はどれか。

(1) 気道確保
(2) 降圧剤投与
(3) 血小板凝集抑制薬投与
(4) ウロキナーゼ投与
(5) グリセロール投与

a (1)(2)(3)　　b (1)(2)(5)　　c (1)(4)(5)　　d (2)(3)(4)　　e (3)(4)(5)

問題 102

解説：急激に発症した右片麻痺の患者で、左大脳半球の脳内出血、脳梗塞が考

えられる。次第に意識レベルが低下しているので、頭蓋内圧亢進が進行していることが推察され、高張減圧剤（マニトール、グリセロール）の投与は妥当である。呼吸状態が悪く、気道の確保は行わなければならないが、患者を力ませると、静脈圧が上がり、さらに頭蓋内圧は亢進するので、高張減圧剤投与後が望ましい。高血圧が認められるが、頭蓋内圧亢進症状としてのクッシング現象が関与している可能性もあるので、降圧剤の投与も、まず頭蓋内圧を下降させても、血圧が下がらないときには降圧剤を使用する。血小板凝集抑制薬、ウロキナーゼ投与は疾患が出血か梗塞かの診断が確定する前には使用すべきではない。**解答：b**

問題103 10歳の女児。フルート演奏中、右下肢の脱力発作と2～3分間の意識障害があった。その後、激しく泣いたときにも同様の発作があった。この患者の左頸動脈造影、正面像を図21Aに、側面像を図21Bに示す。なお、右頸動脈造影でもほぼ同様の所見であった。

最も考えられるのはどれか。

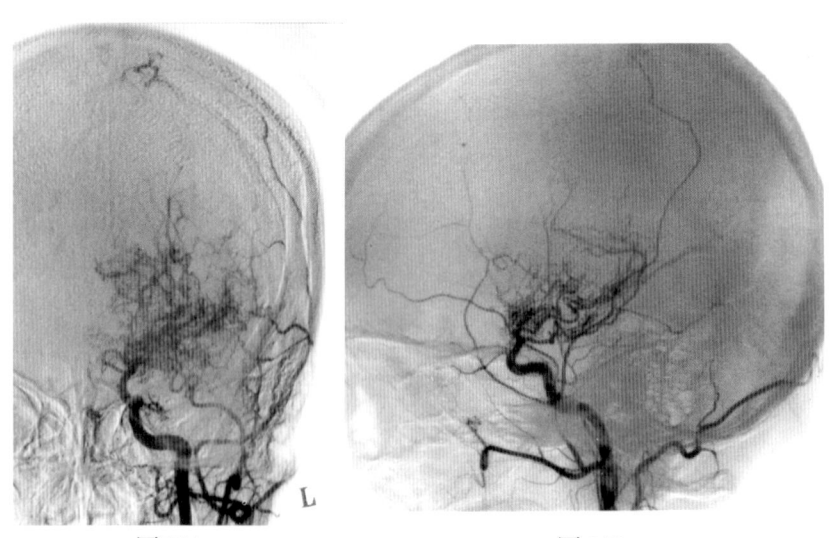

図21A　　　　　　　　　　図21B

a 脳動静脈奇形
b Willis動脈輪閉塞症（モヤモヤ病）
c てんかん
d ヒステリー
e 脳梗塞

問題 103
解説：問題97参照。症状の出現が特徴的である。過呼吸時の一過性脳虚血発作TIAであり、年齢から考えても、鑑別診断の最初にモヤモヤ病を考えるべきである。脳血管造影では内頸動脈終末部は閉塞し、前、中大脳動脈の本幹は描出されず、モヤモヤ血管が認められる。このような所見が両側に見られるとのことから、典型的なWillis動脈輪閉塞症（モヤモヤ病）である。**解答：b**

問題 104 問題103の疾患に対する治療として最も考えられるのはどれか。

a 定位的放射線照射療法
b 頸動脈内膜剥離術
c 摘出術
d クリッピング手術
e 浅側頭・中大脳動脈吻合術

問題 104
解説：問題97参照。定位的放射線照射療法は脳血管障害では小型の脳動静脈奇形に対して行われる。頸動脈内膜剥離術はTIAを繰り返す頸部頸動脈の狭窄性病変に対して適応があり、クリッピング手術は脳動脈瘤に行われる。正解は浅側頭・中大脳動脈吻合術である。**解答：e**

問題 105 40歳の女性。夕食の支度中に、突然頭痛を訴え、数回嘔吐した。頭痛が軽減しないために、2時間後に来院した。意識は清明であり、神経学的に異常はなかった。既往歴では高血圧はないが、数年前から全身けいれんがあり、他院で抗けいれん剤の投与を受けている。来院時の頭部エックス線単純CT（図22A）、発症から1

週間後の MRI（水平断）の T1 強調像（図 22B）、T2 強調像（図 22C）を示す。

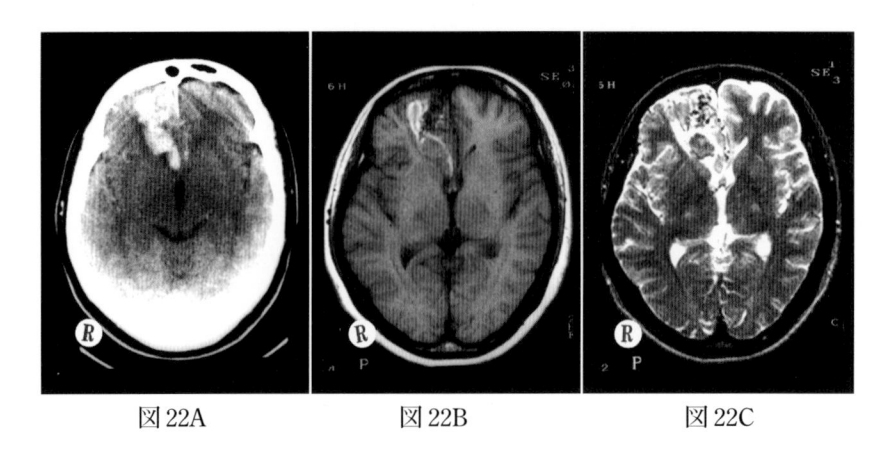

図 22A　　　　図 22B　　　　図 22C

最も考えられる疾患はどれか。

a　血管芽腫
b　出血性脳梗塞
c　脳動脈瘤
d　高血圧性脳出血
e　脳動静脈奇形

問題 105
解説：単純 CT では、右前頭葉に皮質下出血が見られる。発症から 1 週間後の MRI の T1 強調像では血腫は辺縁が高吸収域となりつつある。T2 強調像では血腫は等〜高信号域として描出され、さらにその外側に浮腫を示唆する、高信号域が認められる。MRI では血腫の所見は以下のように変化し、超急性期の血腫の診断には MRI は CT よりも劣る。超急性期（1 日以内）の血腫は T1、T2 強調画像とも、等信号域であり、急性期（3 日以内）には、T1 強調画像で等、T2 強調画像で低信号域、亜急性期（2 週以内）には血腫の辺縁から T1、T2 強調画像で高信号域となり、慢性期（3 週以降）には血腫の辺縁、中心部とも T1、T2 強調画像で高信号域となる。この患者の出血の原因としては、血腫に

接して血管塊を示唆する無信号域 signal void が見られ、出血の原因として動静脈奇形が考えられる。動静脈奇形は流入動脈 feeding artery、流出静脈 draining vein および血管塊である nidus（"鳥の巣"の意味）より構成される。MRI では、これらの各成分が無信号域としてとらえられる。したがって、この患者のように高血圧の既往のない比較的若い頭蓋内出血の患者では血腫の辺縁に動静脈奇形による無信号域の有無をよく見ることが大切である。血管芽腫は小脳に発生する成人の腫瘍であり、テント上ではまれである。出血性脳梗塞は病歴および血管支配からあてはまらない。脳動脈瘤破裂を示す脳底部くも膜下腔の出血はない。高血圧の既往はなく、また高血圧性脳出血の好発部位ではない。**解答：e**

問題106 神経学的には異常はないが、数年来のてんかん発作を主訴に家人とともに来院した患者の頭部造影エックス線 CT を図23に示す。

最も考えられる疾患はどれか。

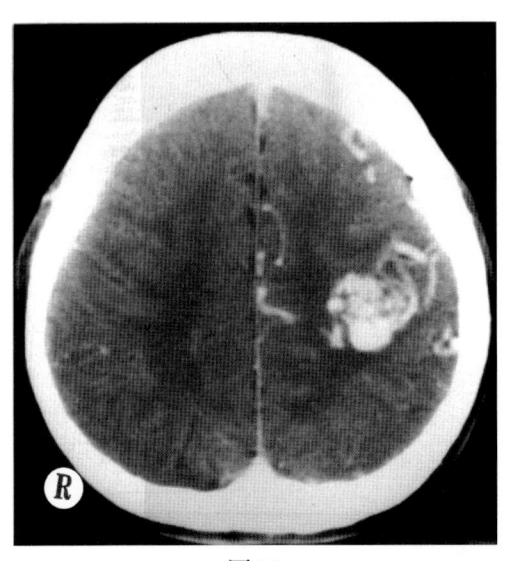

図23

a 髄膜腫
b モヤモヤ病
c 脳動静脈奇形
d 膠芽腫
e 静脈洞血栓症

問題106

解説：問題105参照。動静脈奇形を示唆するように、造影CTでは流入動脈または流出静脈が拡張、蛇行した血管陰影として、また、nidusは血管塊として造影されている。ある程度の大きさの動静脈奇形では、このようにCTでも、てんかんの原因精査に有用である。単純CTでは診断がつきにくいことが少なくないので、てんかんの患者ではかならず造影のCTまたはMRIが必須である。腫瘍との鑑別は動静脈奇形では圧迫所見のないことが特徴的とされていたが、大型の動静脈奇形では、nidusや拡張した流出静脈は圧排所見を示すことがあるので、確定診断には脳血管造影が必要である。また、血腫を伴う小型の動静脈奇形では、急性期には血腫の影響で血管奇形の診断がつきにくいので、血腫吸収後に造影CTやMRIを繰り返すべきである。また、この患者では髄膜腫のように硬膜に接しておらず、均一な増強効果を示していない。モヤモヤ病では造影CTで、中大脳動脈などウイリス動脈輪の描出が不良である。この部位の膠芽腫で症状が全くないということはあり得ないし、このような血管陰影が造影されるようなCT所見は示さない（問題86参照）。静脈洞血栓症sinus thrombosisではてんかんをともなうことは多いが、静脈閉塞による虚血症状が見られるし、造影CTで静脈洞が造影されない（empty delta sign）。**解答：c**

問題107　激しい頭痛が突発した患者の頭部単純エックス線CTを図24に示す。治療方針を立てる上で最も適切な検査はどれか。

a 腰椎穿刺
b 頭部造影エックス線CT
c 頭部単純MRI

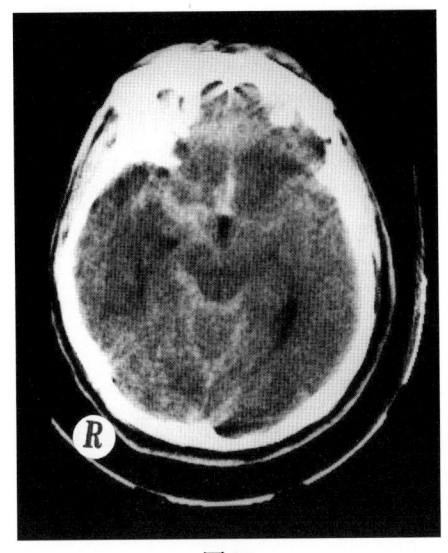

図 24

d　脳シングルフォトンエミッション CT（SPECT）
e　脳血管造影

問題 107
解説：脳底部くも膜下腔は通常、髄液の低吸収域として描出されるが、出血のために高吸収域となっている。このような所見は脳動脈瘤によるものがほとんどである。再出血は24時間以内が最も高率なので、これを防止のために脳血管造影で瘤の診断を行い、早期 clipping が可能か否かの治療方針をたてなければならない（問題101参照）。なお、出血量にもよるが、頭部単純エックス線CTでは、出血の1週後には約半数は高吸収域が等吸収域 iso density に変化することに注意して、くも膜下出血を見落とさないことが重要である。**解答：e**

問題 108　69歳の男性。5年前から降圧剤を服用していた。家族と夕食を摂っていて、突然に頭痛と気分不良とを訴え、2時間後に家人に付き添われて来院した。意識はやや混濁しており、頻回の嘔吐をきたしている。明らかな四肢麻痺は認められない。頭部単純エックス線CTを図25に示す。

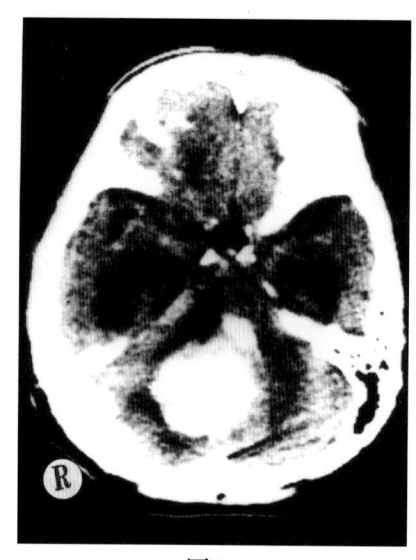

図25

急速な増悪が最も予想されるのはどれか。

a 意識障害
b 四肢麻痺
c 血圧低下
d 体温上昇
e 感覚異常

問題108

解説：CTでは第四脳室穿破を伴う小脳出血が認められる。側脳室の下角 inferior horn（側角 temporal horn）は拡大しており、第四脳室の閉塞による急性水頭症 acute hydrocephalus の発生していることが考えられる。このまま放置しておくと、脳室拡大が進行し意識障害が進行する。この後、第四脳室をこえて脳幹への圧迫が発生すると、四肢麻痺 tetraparesis、感覚異常（意識障害時に感覚系の診察は困難である）、体温、血圧の異常が出現し、大後頭孔ヘルニアで呼吸が停止する（問題28参照）。**解答：a**

2. 4）脳血管障害（発展問題）　85

問題109　頭部単純エックス線CTを図26に示す。出血部位はどれか。

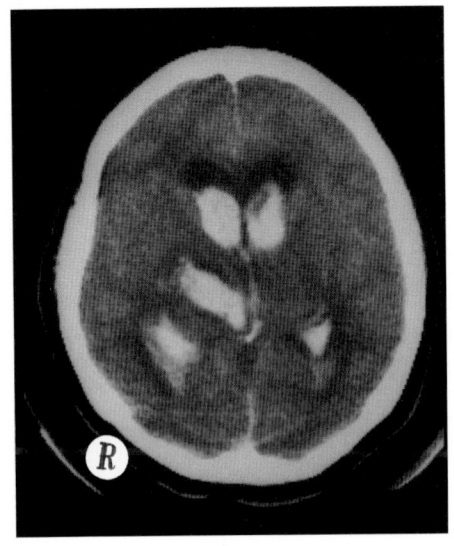

図26

a　視床
b　尾状核
c　淡蒼球
d　被殻
e　島

問題109
解説：血腫は視床 thalamus から第三脳室に穿破して、側脳室に逆流している。
解答：a

問題 110 頭部単純エックス線 CT を図 27 に示す。脳梗塞部位を支配している血管はどれか。

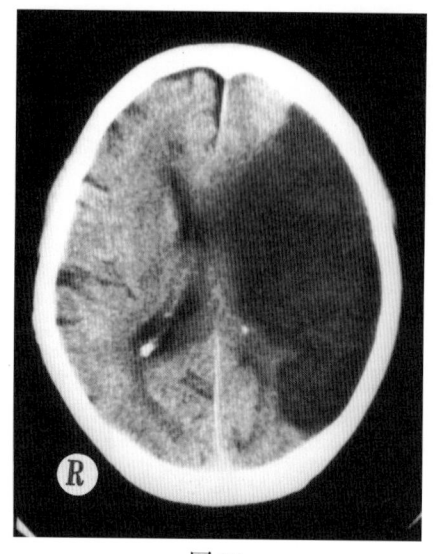

図 27

a　内頸動脈
b　前大脳動脈
c　中大脳動脈
d　後大脳動脈
e　前脈絡叢動脈

問題 110
解説：単純 CT では左中大脳動脈 middle cerebral artery 領域の脳梗塞が認められる。**解答**：c

問題 111 頭部単純エックス線 CT（図 28A〜E）と症状の組み合せで正しいのはどれか。2 つ選べ。

A	B	C
D	E	

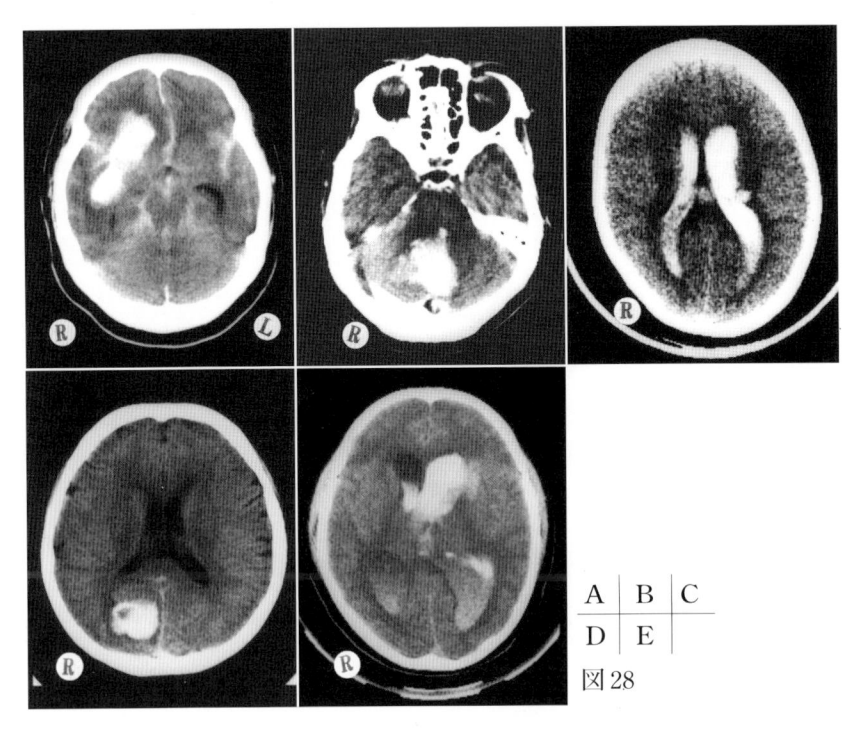

図28

a 図A——突発する頭痛で発症。意識は混濁し左片麻痺がある。
b 図B——頭痛、嘔吐、めまいで発症。意識は清明。四肢麻痺あり。
c 図C——頭痛、嘔吐で発症。意識は混濁しているが四肢麻痺はない。
d 図D——右利き。頭痛で発症。意識は清明で、Gerstmann症候群が見られる。
e 図E——頭痛、嘔吐で発症。軽度の意識障害と失語症が見られる。

問題111

解説：図Aは脳底部くも膜下腔の出血が見られ、同時に右の前頭葉 frontal lobe と側頭葉 temporal lobe に脳内血腫を伴う。中大脳動脈瘤でこのようなかたちの脳内血腫を伴うことが少なくない。くも膜下出血による頭痛、嘔吐と脳内血腫による左片麻痺 hemiparesis が出現している。

図Bは小脳出血 cerebellar hemorrhage で、意識は清明であり、脳幹部への圧迫も考えにくいので、四肢麻痺は見られないであろう。

図Cは成人型のモヤモヤ病でよく認められる脳室内出血であり、四肢麻痺

などの脳の局所症状は見られない。

図Dは劣位半球である右後頭葉の出血であり、Gerstmann症候群（手指失認、左右識別障害、失算、失書）は認められない。

図Eは尾状核出血 caudate hemorrhage による脳室内穿破の画像であり、脳の局所症状は通常伴わない。**解答：a、c**

問題112 23歳の右利きの男性。昼食中に突然頭痛が出現し、数回嘔吐した。次第に右半身の感覚異常を自覚したため、発症2時間後に来院した。意識はほぼ清明であり、四肢麻痺はない。来院時単純エックス線CTを図29に示す。

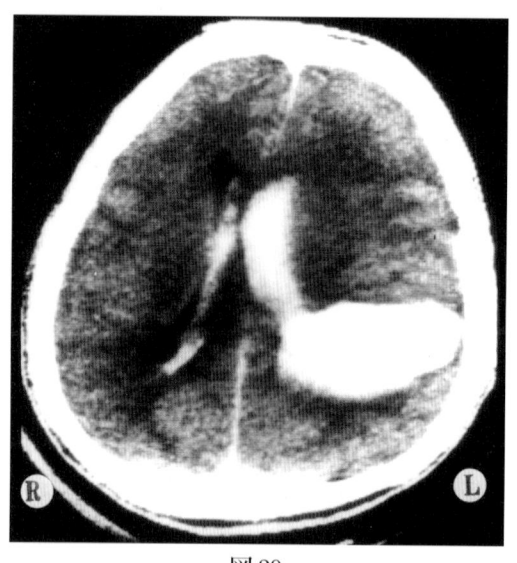

図29

認められる可能性のある症状はどれか。3つ選べ。

(1) 半側空間無視
(2) 着衣失行
(3) 構成失行
(4) 左右識別障害
(5) 手指失認

a (1)(2)(3)　　b (1)(2)(5)　　c (1)(4)(5)　　d (2)(3)(4)　　e (3)(4)(5)

問題112

解説：（問題33参照）　若年者の皮質下出血で部位は優位半球の左頭頂葉であり、脳室穿破を伴う。若年者では原因としてまず脳動静脈奇形を考えなければならない。手指失認、左右識別障害、構成失行は優位半球の頭頂葉症状である。手指失認、左右識別障害に失算、失書を加えた症状はGerstmann症候群と言われ、優位頭頂葉（角回）の障害で出現する。半側空間無視、着衣失行は劣位半球の頭頂葉症状である。**解答：e**

問題113　40歳の女性。会社の健康診断では異常を指摘されたことはない。約2週間前から、左眼の奥の強い痛みとまぶしさを自覚するようになった。また数日前から左のまぶたが次第に下がってきた。今朝、起床時に突然、かなり強い後頭部痛を自覚し、頻回に嘔吐した。意識障害はなく、1時間後に救急車で来院した。意識は清明で、かなり強い頭痛を訴えているが、神経学的には左の動眼神経麻痺（内眼筋、外眼筋ともに麻痺）以外に異常はなかった。左頸動脈撮影側面像を図30に示した。

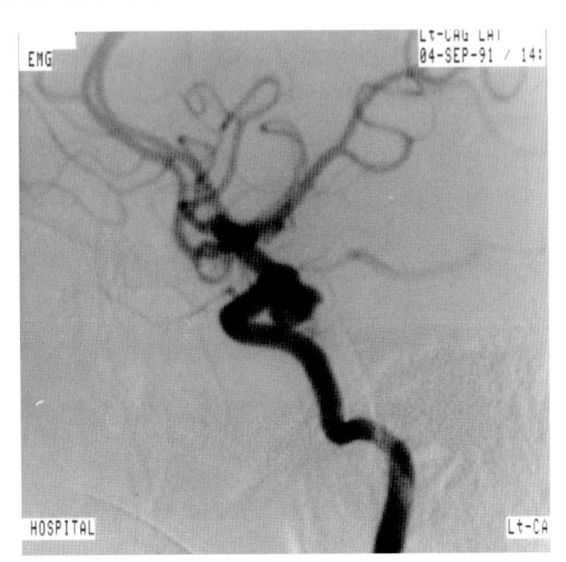

図30

動眼神経麻痺の原因として正しいのはどれか。

a　脳底動脈尖端部動脈瘤
b　海綿静脈洞部内頸動脈瘤
c　中大脳動脈瘤
d　内頸動脈後交通動脈分岐部動脈瘤
e　テント切痕ヘルニア

問題113
解説：病歴からくも膜下出血が示唆される。動眼神経麻痺を示し、くも膜下出血をきたす脳動脈瘤は内頸動脈後交通動脈分岐部動脈瘤または後大脳・上小脳動脈分岐部（または脳底動脈尖端部）動脈瘤である。脳血管造影では内頸動脈後交通動脈分岐部動脈瘤が認められる。なお海綿静脈洞部内頸動脈瘤ではくも膜下出血をきたさない。テント切痕ヘルニアで、意識が清明ということはない。中大脳動脈瘤は動眼神経麻痺をきたさないし、脳血管造影からもあてはまらない。解答：d

問題114　問題113の症例で最も適切な処置はどれか。

a　動眼神経麻痺の回復後に clipping 手術
b　脳室腹腔短絡術後に clipping 手術
c　脳血管攣縮の時期を過ぎてから clipping 手術
d　全身検索後に早期 clipping 手術
e　保存的治療

問題114
解説：問題101、107参照。破裂脳動脈瘤の重症度分類（Hunt & Kosnik 分類）では Grade 2 である。年齢も若く、既往歴でも異常なく、全身検索で問題がなければ、早期 clipping 手術の適応である。解答：d

問題115 10歳の男性。授業中に急に頭痛を訴え、次第に意識レベルが低下してきたために、救急センターに搬送された。神経学的に意識は半昏睡であり、四肢麻痺はなかった。来院時のエックス線単純CTを図31A～Cに示す。

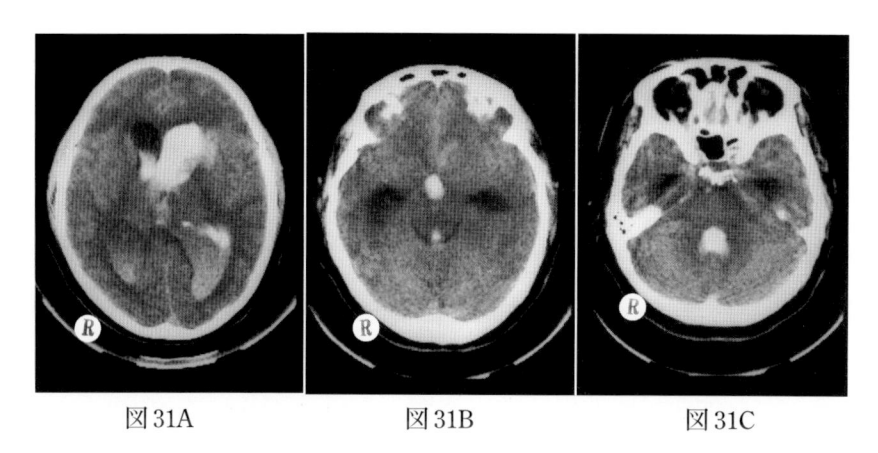

図31A 図31B 図31C

急性期の処置として適切なのはどれか。

(1) 脳室ドレナージ
(2) 脳血流測定
(3) 脳内血腫除去術
(4) 脳血管造影
(5) 頭蓋内圧測定

a (1)(2)(3)　b (1)(2)(5)　c (1)(4)(5)　d (2)(3)(4)　e (3)(4)(5)

問題115
解説：エックス線単純CTでは左尾状核の出血が側脳室の前角に穿破し、第三脳室、中脳水道、第四脳室は血腫で充満されている。意識障害の主たる原因は尾状核の血腫ではなく、脳室内出血に伴う髄液の循環障害による頭蓋内圧亢進である。したがって、脳室ドレナージによる髄液の排液、頭蓋内圧測定は必要である。尾状核の血腫は少量であり、摘出しても頭蓋内圧低下に貢献しない。また、出血の原因は若年者であり、脳動静脈奇形の可能性が最も高いが、原因

を確定するするために、脳血管造影は必要である。脳血流測定は急期の治療方針を決定するために必須ではない。**解答：c**

問題 116 75歳の女性。4年前に、脳内血腫で右片麻痺と失語症が見られ、血腫摘出術を行い症状は軽快した。今回、3日前から頭痛を訴え、口数が少なくなったために家族と来院した。高血圧や出血性素因の既往はない。神経学的には失語症の症状がやや悪化した以外に問題はない。4年前のエックス線造影CTを図32Aに、今回の単純CTを図32Bに示す。

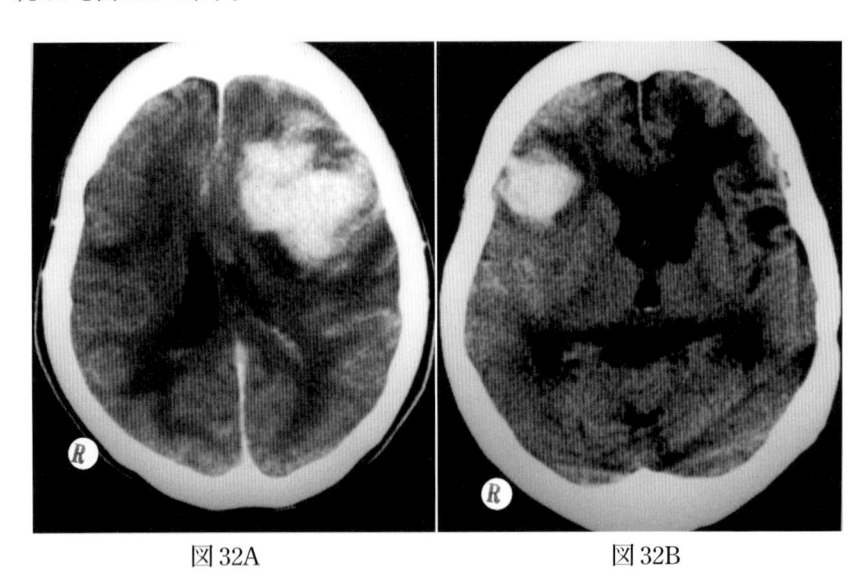

図32A　　　　　　　　　図32B

原因として最も可能性の高いのはどれか。

a. 出血性脳梗塞
b. 転移性脳腫瘍
c. アミロイドアンギオパチー
d. 脳動脈瘤
e. 脳動静脈奇形

問題 116

解説：高齢者に多発性に発生した両側前頭葉の皮質〜皮質下血腫である。出血性脳梗塞は血管支配からあてはまらず、通常の脳動脈瘤による出血とは全く異なる。多発性の動静脈奇形は少なく、さらに多発性の動静脈奇形が2カ所以上で出血することもきわめてまれである。転移性脳腫瘍からの出血にしては経過が長すぎる。高血圧の既往もなく、最も考えられるのはアミロイドアンギオパチー amyloid angiopathy による出血である。これは大脳半球の小・中動脈にアミロイドが沈着し、脆弱化した血管が破綻し、出血は大脳灰白質表層や軟膜に見られる。高齢者に発生し、アミロイドは Congo-red 染色で診断される。これら小血管が閉塞して小梗塞の原因となることもある。高血圧のない高齢者の繰り返す、多発性の大脳半球の表層の出血ではこの疾患を疑う。CT、MRIでは大脳表層に不規則な形態を示す血腫を示し、表面に近いために時に、くも膜下出血や硬膜下血腫を伴いやすい。**解答：c**

問題 117 突発する激しい頭痛と嘔吐で発症した45歳の男性の来院時エックス線単純CT（図33A）と左椎骨動脈造影正面像（図33B）に示す。

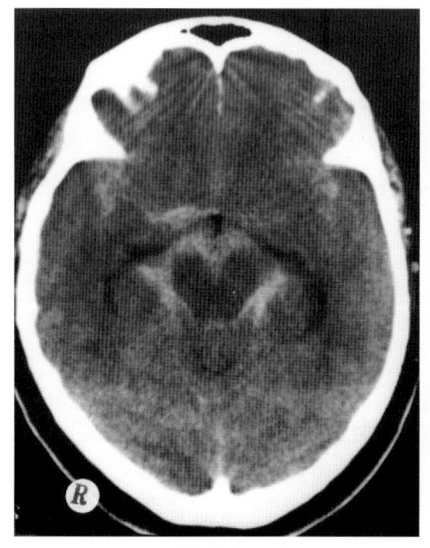

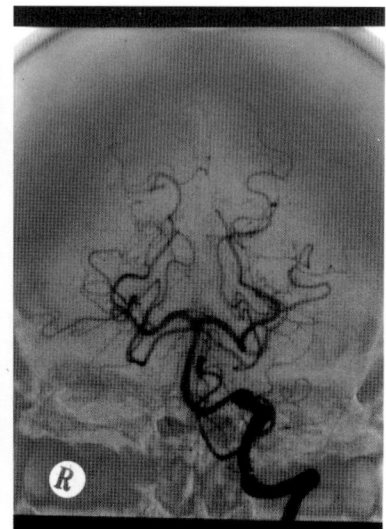

図33A　　　　　　　　図33B

最も考えられる疾患は以下のどれか。

a 脳底・上小脳動脈分岐部嚢状動脈瘤
b 椎骨動脈解離性動脈瘤
c 脳底動脈尖端部嚢状動脈瘤
d 前下小脳動脈嚢状動脈瘤
e 椎骨・後下小脳動脈分岐部嚢状動脈瘤

問題 117

解説：脚間槽 interpeduncular cistern、迂回槽 ambient cistern に強いくも膜下出血が見られ、後頭蓋窩の脳動脈瘤の破裂を疑わせる。椎骨動脈造影では、左椎骨動脈 vertebral artery が後下小脳動脈 posterior inferior cerebellar artery を分岐する部分を含んで、その近位部から遠位部にかけて、pearl & string sign（真珠状に膨隆した部分と、狭窄した部分）が見られる。椎骨動脈から後下小脳動脈を分岐する部分の嚢状動脈瘤 saccular aneurysm とは異なり、動脈の分岐部と関係しない動脈瘤、すなわち、解離性動脈瘤 dissecting aneurysm に特徴的な所見である。脳底・上小脳動脈分岐部 basilar artery-superior cerebellar artery、脳底動脈尖端部 basilar tip、前下小脳動脈 anterior inferior cerebellar artery 起始部に嚢状動脈瘤は認められない。解離性動脈瘤はこの患者のように、くも膜下出血で発症する症例では急性期の再出血が高頻度なので、急性期の再出血防止が大切である。通常の動脈の分岐部に発生する嚢状動脈瘤と異なり、血管壁の解離によって生じた瘤なので、頸部が明瞭でない。したがって、開頭術による neck clipping はしばしば困難である。最近では血管内手術によって、近位部椎骨動脈または解離部を含んだ椎骨動脈のコイル塞栓術 coil embolization が行われている。塞栓前に椎骨動脈一時遮断による、耐用試験が必要である。解離性動脈瘤は出血以外には梗塞の原因ともなりうる。比較的若い、脳梗塞の危険因子の少ない後下小脳動脈閉塞（Wallenberg 症候群：突発する回転性めまい、嘔気、嘔吐、嚥下障害、同側の Horner 徴候、運動失調、同側顔面と対側四肢躯幹の温痛覚障害）では本疾患を考慮すべきである。梗塞例では症状出現前の血管解離による強い後頸部痛が特徴的である。**解答：b**

問題118 54歳の男性。3年前に右上下肢の一過性の麻痺があり、内科にて抗血小板療法を行っていた。きちんと服薬していたが、最近1ヵ月間に数回、数分にわたって右上下肢に麻痺が見られた。高脂血症と高血圧があり、投薬治療にて適切にコントロールされている。心臓、糖尿病などその他の危険因子は内科の精査にて否定されている。左総頸動脈造影を図34に示す。

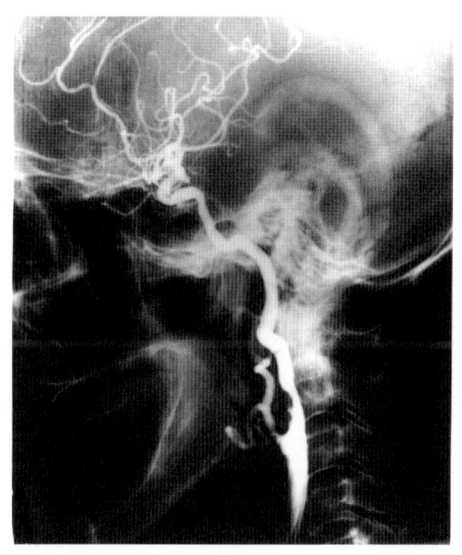

図34

今後の治療として適切なのはどれか。

a 脳動脈瘤クリッピング術
b 浅側頭・中大脳動脈吻合術
c 頸動脈結紮術
d 頸動脈内膜剥離術
e 脳室腹腔短絡術

問題118
解説：一過性脳虚血発作 TIA があり、適切な抗血小板薬（アスピリン、チクロピジン）による治療がなされているにもかかわらず、TIA を反復している患

者である。血管造影では左頸部内頸動脈に著明な狭窄が見られ、TIAをきたす他の危険因子が考えにくいので、この病変の潰瘍部に発生した血小板血栓によるTIAが最も考えられる。手術による死亡率、重篤な障害をきたす頻度が6%以下に抑えられるならば、co-operative studyにより、頸動脈内膜剥離術carotid endarterectomyが内科的治療よりも脳梗塞にいたる頻度が少ないことが証明されているので、比較的若いこの患者では手術適応があると考えられる。別のco-operative studyではこのような病変に対する浅側頭・中大脳動脈吻合術は適応がないことが示された。頸動脈結紮術はむしろ症状を悪化させる可能性があり、脳室腹腔短絡術、脳動脈瘤クリッピング術についてはこれらが有効な病変は存在しない。**解答：d**

問題119 25歳の女性。7年前に突然、頭痛、嘔吐にて発症し、はじめて受診した。神経学的には末梢性顔面神経、外転神経麻痺、眼振、感覚鈍麻、運動失調が見られた。その後、数回、頭痛、嘔吐のエピソードが見られ、そのたびに上記症状が一時的に増悪したが、しばらくしてやや改善し、最近の症状は初診時とほとんど変わっておらず日常生活はほぼ自立している。初診時の頭部エックス線単純CT、水平断（図35A）、最近の頭部MRI（矢状断）、T1強調像（図35B）、プロトン強調像（図35C）を示した。

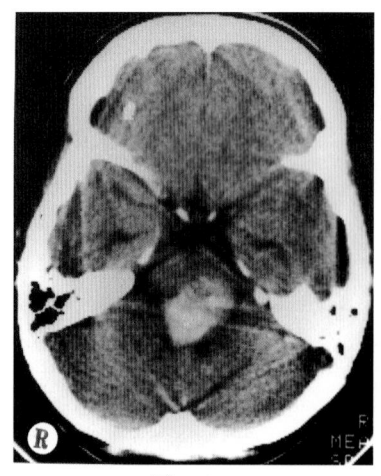

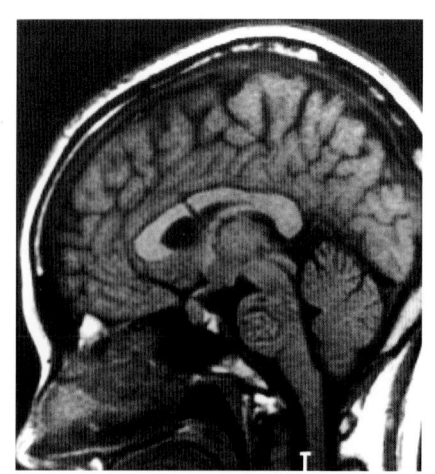

図35A　　　　　　　　　　図35B

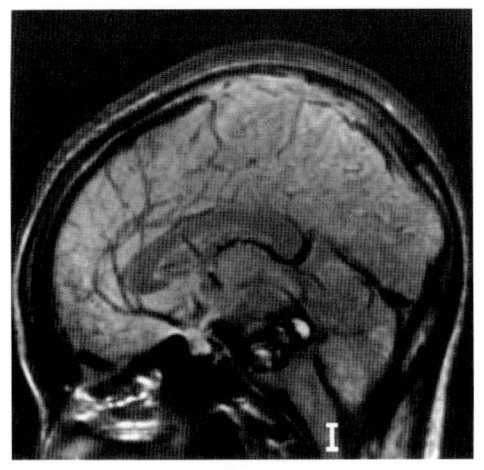

図 35C

最も考えられる疾患はどれか。

a 多発性硬化症
b 脳幹梗塞
c 高血圧性橋出血
d 海綿状血管腫
e 神経膠腫

問題 119

解説：初診時のエックス線単純 CT では左よりの橋背側部に出血が見られる。MRI では T1 強調像、プロトン強調像で低～高信号域が混在する病変が認められ、病変周辺はヘモシデリン沈着を示唆する低信号域が見られ、海綿状血管腫 cavernous angioma に特徴的な MRI 所見である。橋は好発部位であること、出血を反復している病歴があるが、結果的には 7 年間余り症状が悪化していないことを考慮すると、解答のなかでは海綿状血管腫が最も考えやすい。橋神経膠腫 pontine glioma など腫瘍性病変との鑑別が重要となるが、経過が長く、神経症状の増悪もなく腫瘍性病変は考えにくい。多発性硬化症 multiple sclerosis、脳幹梗塞 brainstem infarction は画像所見が全く異なる。年齢から見て、高血圧性橋出血は考えにくい。**解答：d**

問題120 60歳の女性。1週間前より右眼奥の痛みを自覚。昨日より、右眼の羞明、複視を自覚し来院した。頭部エックス線造影CT（図36A）、右頸動脈撮影側面像（図36B）、右外頸動脈造影側面像（図36C）を示す。

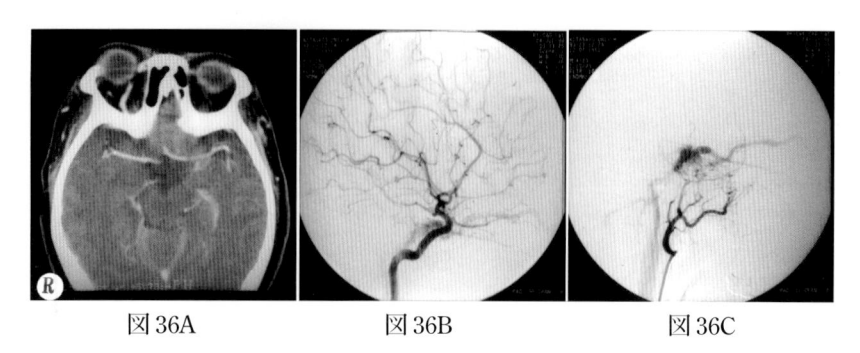

図36A　　　　　図36B　　　　　図36C

認められる可能性の高い症状はどれか。

(1) 片麻痺
(2) 眼窩部雑音
(3) 視力障害
(4) 顔面神経麻痺
(5) 失語症

a (1)(2)　　b (1)(5)　　c (2)(3)　　d (3)(4)　　e (4)(5)

問題120

解説：問題99、100参照。頭部エックス線造影CTでは、流出静脈である右上眼静脈が左に比して、拡張、蛇行しており、また右眼球突出が見られる。右頸動脈撮影側面像では、海綿静脈洞が動脈相早期に描出され、動静脈シャントの存在が示唆される。また、右外頸動脈造影側面像では外頸動脈の分枝を流入動脈として、流出路は海綿静脈洞から上眼静脈へ逆流している。診断は特発性頸動脈海綿静脈洞瘻（海綿静脈洞部硬膜動静脈奇形）である。眼窩部雑音、視力障害は認められる可能性が高い。本疾患では脳内出血を伴うことがまれにあるが、CTでは出血はなく、したがって片麻痺、失語症は認められないであろう。

また、顔面神経麻痺も通常は伴わない。**解答：c**

問題121 問題120の症例で最も考えられる診断はどれか。

a 髄膜腫
b 眼窩内腫瘍
c 脳動脈瘤
d 脳動静脈奇形
e 硬膜動静脈奇形

問題121
解説：問題99、100、120参照。**解答：e**

問題122 問題120の症例の治療の第1選択として適切なのはどれか。

a 開頭手術
b 頸動脈結紮術
c 脳血管内治療
d 浅側頭・中大脳動脈吻合術
e 定位的放射線治療

問題122
解説：問題99、100参照。治療の第1選択は脳血管内治療によって、外頸動脈からの流入動脈を経動脈的に塞栓するか、海綿静脈洞から経静脈的に塞栓術を行うのが最近では圧倒的に多い。**解答：c**

5）頭頸部外傷（基礎問題）

問題 123　急性硬膜外血腫について正しいのはどれか。

(1) 受傷直後（1時間以内）の頭部エックス線CTでは見過ごされやすい
(2) 出血源として橋静脈が多い
(3) 血腫と同側の片麻痺を生じやすい
(4) 頭蓋骨骨折を合併することが多い
(5) 後頭蓋窩にも生ずる

a (1)(2)(3)　　b (1)(2)(5)　　c (1)(4)(5)　　d (2)(3)(4)　　e (3)(4)(5)

問題 123
解説：頭部外傷による頭蓋内病変は1次性と2次性に分けられる。前者は脳振盪 cerebral concussion、脳挫傷 cerebral contusion であり、後者は急性硬膜外血腫 acute epidural hematoma、急性硬膜下血腫 acute subdural hematoma などである。急性硬膜外血腫は脳挫傷を伴わない患者では、外傷後に意識清明期 lucid interval があり1〜2時間から数時間後に血腫による意識障害が出現してくる。一般的には手術が遅れなければ転帰は良好である。出血源は側頭骨の線状骨折 linear fracture による中硬膜動脈 middle meningeal artery の破綻により、硬膜外に血腫が貯溜してくる。その他に上矢状静脈洞 superior sagittal sinus、横静脈洞 transverse sinus、板間静脈 diploic vein が出血源となりうる。静脈性の場合意識清明期は長い傾向が見られる。急性硬膜外血腫は単純CTで凸レンズ状の高吸収域を示す（図37参照）が、外傷直後には血腫量が少なくCTで診断できないことがあり得る。橋静脈 bridging vein は急性硬膜下血腫の出血源である。通常、血腫の増大によって、天幕切痕ヘルニア transtentorial herniation を生ずると、同側の大脳脚 cerebral peduncle が圧迫されて対側の片麻痺 hemiperesis が出現する。しかし、急激に血腫量が増すと、まれに対側の大脳脚が対側の天幕に圧迫されて、血腫と同側の麻痺が出現することがある（Kernohan's notch）（問題28参照）。横静脈洞を縦に横切るような骨折を伴う

場合、後頭蓋窩 posterior fossa に急性硬膜外血腫が発生する。**解答：c**

問題 124 頭蓋骨線状骨折で硬膜外血腫の起こりやすい部位はどれか。

(1) 眼窩部
(2) 視神経管
(3) 側頭部
(4) 頭頂正中部
(5) 大後頭孔部

a (1)(2)　　b (1)(5)　　c (2)(3)　　d (3)(4)　　e (4)(5)

問題 124
解説：問題 123 参照。側頭部の骨折による中硬膜動脈の損傷、頭頂正中部の骨折による上矢状静脈洞の破綻による硬膜外血腫が考えられる。視神経管 optic canal の骨折は頭蓋底骨折 basal skull fracture の特殊なタイプで、視神経損傷 optic nerve injury を、また眼窩部骨折で眼窩底部破裂骨折（吹き抜け骨折）blow-out fracture をきたすと、眼窩内容物が上顎洞 maxillary sinus に突出して、複視（特に上転障害）や眼球陥凹 enophthalmos が見られる。大後頭孔部の骨折が上方にのび横静脈洞 transverse sinus に及ぶと、後頭蓋窩の硬膜外血腫をもたらす。**解答：d**

問題 125 進行性の意識障害を呈する急性硬膜外血腫患者への対応で正しいのはどれか。

a　酸素吸入
b　止血剤の投与
c　鎮痛剤の投与
d　高張減圧剤の投与
e　開頭による血腫除去

問題 125

解説：進行性に意識障害が進行しているということは放置するとテント切痕ヘルニア（問題28参照）が進行していると考えなければならない。したがって緊急の血腫除去が必須である。手術の設備がなくて、専門医に搬送するときには高張減圧剤の投与を行わなければならない。鎮痛剤は催眠作用があり、投与後の意識レベルの悪化が血腫によるものか鎮痛剤によるものかの判断が困難となるので、このような患者では鎮痛剤の投与は禁忌である。**解答：e**

問題126　急性硬膜下血腫について正しいのはどれか。2つ選べ。

a　意識清明期を認めることが多い
b　出血源として中硬膜動脈が多い
c　脳挫傷を伴うことが多い
d　頭部CTでは頭蓋骨直下に三日月状の高吸収域を認める
e　転帰は良好である

問題 126

解説：問題123、135、138参照。急性硬膜下血腫は脳挫傷を伴うことが多く、これらの症例では意識清明期は見られず、脳挫傷の程度に比例して、意識障害のレベルや持続時間が決定される。血腫は三日月状の高吸収域を示し（図38）、急性硬膜外血腫に比して転帰は不良である。**解答：c、d**

問題127　頭部外傷について正しい組み合せはどれか。

(1)　前頭蓋底骨折————髄液鼻漏
(2)　脳表静脈損傷————急性硬膜下血腫
(3)　頸静脈損傷————内頸動脈海綿静脈洞瘻
(4)　脳実質損傷————慢性硬膜下血腫
(5)　中硬膜動脈損傷————急性硬膜外血腫

a (1)(2)(3)　　b (1)(2)(5)　　c (1)(4)(5)　　d (2)(3)(4)　　e (3)(4)(5)

問題 127
解説：問題 123、126 から、(2)、(5) は正解である。頭蓋底骨折に伴う病変として、脳挫傷、頭蓋底の硬膜外血腫、脳神経損傷それに髄液漏がある。頭蓋底骨折の外観上の所見として、前頭蓋底骨折時の眼鏡様血腫（パンダの眼徴候）、中頭蓋底骨折時の耳介後部の皮下出血（Battle 徴候）が見られる。頭蓋底骨折が副鼻腔や乳突蜂巣に及び、さらに粘膜、硬膜、くも膜が損傷すると髄液漏 CSF leakage をきたす。前頭蓋底骨折は髄液鼻漏 CSF rhinorrhea を錐体骨の骨折は髄液耳漏 CSF otorrhea（鼓膜が損傷されているときは外耳道から漏れる）、髄液鼻漏（鼓膜が損傷されていないときは鼻から漏れる）をもたらす。頭部エックス線 CT で頭蓋内に空気が貯溜している所見は診断に有効である（図 39）。内頸動脈海綿静脈洞瘻 carotid cavernous fistula は内頸動脈 internal carotid artery が海綿静脈洞部で損傷されることに起因する。脳実質損傷を伴うのは慢性ではなく急性硬膜下血腫である。**解答：b**

問題 128 骨折部位と脳神経損傷との組み合せで誤っているのはどれか。

a　前頭蓋窩――――嗅神経
b　眼窩上壁――――視神経
c　視神経管――――動眼神経
d　上眼窩裂――――三叉神経
e　内耳孔―――――聴神経

問題 128
解説：前頭蓋窩 anterior cranial fossa の骨折では脳と固定されている嗅神経 olfactory nerve の障害が起こりうる。眼窩上壁の骨折が視神経管におよび視神経が障害される。動眼、滑車、外転神経は上眼窩裂の骨折で、三叉神経は卵円孔、正円孔、上眼窩裂の骨折で、聴神経、顔面神経は側頭骨の錐体部 pyramid、内耳孔の骨折で損傷を受ける。下位脳神経（舌咽、迷走、副、舌下神経）が損傷を受けることは少ない。**解答：c**

問題 129 外傷性頸動脈海綿静脈洞瘻の症状で正しいのはどれか。

(1) 複視
(2) 視力障害
(3) 眼球陥凹
(4) 縮瞳
(5) 眼窩部雑音

a (1)(2)(3)　　b (1)(2)(5)　　c (1)(4)(5)　　d (2)(3)(4)　　e (3)(4)(5)

問題 129

解説：外傷性頸動脈海綿静脈洞瘻 traumatic carotid-cavernous fistula（CCF）は外傷により、海綿静脈洞内の内頸動脈が損傷を受け同静脈洞との間に動静脈瘻が発生した状態である（問題 141）。これに対して、特発性 CCF idiopathic CCF（問題 99）は非外傷性 CCF で海綿静脈洞部の硬膜 AVM（間接型の特発性 CCF）ないしは動脈瘤が破綻して動静脈瘻をきたした疾患（直接型の特発性 CCF）である。頭蓋骨骨折を伴う外傷に多く、受傷直後（24 時間以内）にも起こるが、数週～数ヵ月後に症状が出現するものも少なくない。症状は拍動性眼球突出 pulsating exophthalmos、結膜の充血 conjunctivial chemosis、心拍に一致した雑音 bruits が三徴候 trias である。外眼筋麻痺（海綿静脈洞を通過する動眼、滑車、外転神経の麻痺）による複視 diplopia、視力障害 visual disturbance が見られる。CT における患側の眼球突出、上眼静脈の蛇行・拡張の確認（図 36 参照）、脳血管撮影における内頸動脈と海綿静脈洞の動静脈瘻と上眼静脈への逆流の所見（図 40）が診断上重要である。特発性に比して、自然治癒は少なく、最近では血管内治療による瘻の塞栓術が治療の第一選択として多用されている。**解答：b**

問題 130 成人に比べて、小児頭部外傷の特徴として正しいのはどれか。

(1) 急性硬膜外血腫が多い
(2) 進行性頭蓋骨骨折をきたす

(3) 失血性ショックをきたす
(4) 髄液鼻漏が多い
(5) 機能回復が不良である

a (1)(2)　　b (1)(5)　　c (2)(3)　　d (3)(4)　　e (4)(5)

問題 130
解説：成人と比べた小児頭部外傷の特徴は急性硬膜外血腫が少なく、失血性ショックをきたしやすく、機能予後が良好なことである。また、副鼻腔の発達が未熟なため、髄液鼻漏は少ない。進行性頭蓋骨骨折 growing skull fracture は脳が急速に発達している乳幼児期（特に3歳以下）に特徴的な骨折である。線状骨折に硬膜、くも膜の損傷が加わると、骨折線の隙間に髄液や損傷した脳組織がはまりこんで、進行性に骨折線が拡大する。**解答：c**

問題 131 帽状腱膜下出血（Subgaleal hematoma）について適切なのはどれか。

(1) 波動を認める
(2) てんかんの原因となる
(3) 腫瘤は縫合線を越えない
(4) 陥没骨折を伴うことが多い
(5) 大きい場合は穿刺排液を要する

a (1)(2)　　b (1)(5)　　c (2)(3)　　d (3)(4)　　e (4)(5)

問題 131
解説："ぶよぶよしたこぶ"には帽状腱膜下血腫 subgaleal hematoma と骨膜下血腫 subperiosteal hematoma がある。両者の鑑別は骨膜下血腫では血腫が縫合線を越えることはないが、帽状腱膜下血腫ではこえてもかまわない。てんかんの原因になることはない。いずれの血腫とも、血腫周囲の軟部組織に浮腫があり、触診するとその部分が陥没しているように感ずる。したがって、陥没骨折 depressed fracture と見まちがわないようにしなければならない。**解答：b**

問題 132 緊急手術を必要とするのはどれか

(1) 外傷性頸動脈海綿静脈洞瘻
(2) 頭蓋骨折による髄液漏
(3) 急性硬膜下血腫
(4) 意識障害を伴う小脳出血
(5) 下垂体卒中

a (1)(2)(3)　　b (1)(2)(5)　　c (1)(4)(5)　　d (2)(3)(4)　　e (3)(4)(5)

問題 132
解説：下垂体卒中は問題47で示したように、急激に視力障害をきたしているときには緊急の経蝶形骨洞手術 transsphenoidal approach の適応となる。急性硬膜下血腫、意識障害を伴う小脳出血 cerebellar hemorrhage も適応となりうる。髄液漏はまず保存的治療が優先されるし、頸動脈海綿静脈洞瘻も緊急手術の対象とはならない。**解答：e**

問題 133 25歳の男性。バイクで転倒して、直後から強い後頸部痛と四肢のしびれとを訴えて救急外来を受診した。

まず行うべき頸椎画像検査はどれか。

a　臥位エックス線単純撮影
b　前・後屈エックス線単純撮影
c　エックス線断層撮影
d　単純エックス線 CT
e　単純 MRI

問題 133
解説：受傷直後から頸部痛と四肢のしびれを訴えているので、頸椎の脱臼骨折

および脊髄、神経根の障害の有無を検索しなければならない。まず行うべきことは臥位エックス線単純撮影にて、頸椎の脱臼骨折の有無、骨折による頸椎前面の軟部組織の腫脹などを調べることである。最初から乱暴に頸部を前・後屈させると、骨折があれば症状を不可逆的に増悪させる可能性があるため避けなければならない。臥位エックス線単純撮影のあとは、必要であれば頸部を中間位に保持した状態で、エックス線断層撮影、単純エックス線CT、単純MRIを追加する。**解答：a**

問題134 慢性硬膜下血腫について誤っているのはどれか。2つ選べ。

a 外傷の既往は軽微なことがある
b 男性に多い
c 被膜ごと血腫を除去する手術が必要である
d 単純エックス線CTで低吸収域を示すことがある
e 症状は常に進行性である

問題134
解説：慢性硬膜下血腫 chronic subdural hematoma は60歳以上の男性に多い。典型例では外傷後、数週〜2ヵ月くらいに下記のような症状がでる。しかし、既往歴を聞くと外傷は軽微なことが少なくない。症状は頭蓋内圧亢進、痴呆症状、それに片麻痺などの巣症状である。頭痛などの頭蓋内圧亢進症状、片麻痺などの巣症状の患者では脳腫瘍との鑑別が、痴呆症状の時にはAlzheimer病、脳血管性痴呆、正常圧水頭症 normal pressure hydrocephalus などとの鑑別が必要になる。血腫被膜からの出血で増大するといわれているが、出血後急激に症状が増悪し、一過性脳虚血発作TIAとまちがわれることもある。この時点で診断されないと、やがて血腫は吸収され、再び症状は寛解する。単純エックス線CTでは、血腫は三日月状の高吸収域、低吸収域、等吸収域およびこれらの混在した所見を示す。被膜からの出血の反復で血腫は増大し、新たな出血からの時期によって種々の所見を示す（図41、42）。等吸収域の症例では、特に両側性の時には診断が難しい。高齢者なのに妙に脳溝がはっきり見えない所見は重要である（図42）。治療は開頭して被膜ごと血腫を摘出する必要はなく、

穿頭・洗浄術で十分であり、機能ないし生命予後は良好である。ただし、Alzheimer病、脳血管性痴呆として、画像検査がおくれると、当然のことながら転帰は良くない。**解答：c、e**

6) 頭頸部外傷（発展問題）

問題135 25歳の男性。バイクを運転中に転倒した。事故後、数分間は呼びかけに応じなかったが、その後意識は清明となった。他院にて頭部エックス線写真では右側頭骨に線状骨折を指摘されたが、意識が清明なので、帰宅した。受傷3時間後に強い頭痛を訴え、嘔吐し、次第に呼びかけに応じなくなったために、救急車で搬送された。来院時頭部単純エックス線CTを図37に示す。

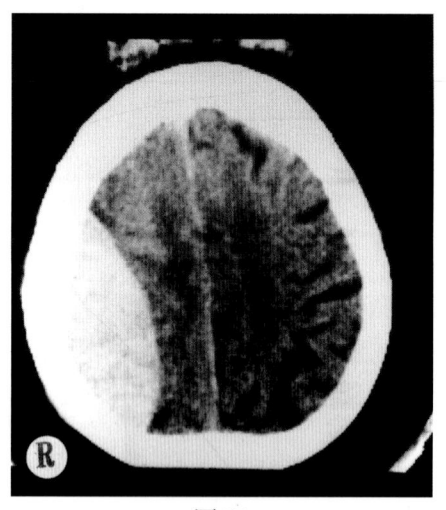

図37

最も可能性の高いのはどれか

a 急性硬膜外血腫
b 急性硬膜下血腫
c 外傷性くも膜下出血
d 外傷性脳内血腫

e 脳挫傷

問題135
解説：問題123参照。外傷後意識清明期があり、画像を含めて典型的な急性硬膜外血腫である。これに対して、急性硬膜下血腫は脳挫傷に伴う脳表の動、静脈からの出血により発生する。したがって意識清明期は見られず、その転帰には脳挫傷が大きく関与し、一般的に急性硬膜外血腫に比べて悪い。例外的には、脳挫傷が軽く、出血が橋静脈の破綻が原因の時には、短時間の意識清明期〜意識混濁期をへて、急激に意識が悪くなる経過をとるものもある。急性硬膜下血腫は単純CTでは三日月状の高吸収域として描出され（図38）、凸レンズ状の硬膜外血腫（図37）と対比される。また、脳挫傷およびそれに伴う外傷性脳内血腫では意識清明期は見られない。さらに、外傷性くも膜下出血は脳挫傷に伴う病態であり、意識障害は脳挫傷に準ずる。また、外傷性くも膜下出血により水頭症をきたすと、意識は悪化する。**解答：a**

問題136 問題135の患者に対する最も適切な治療はどれか

a 脳室ドレナージ
b 高張減圧剤
c 開頭術
d ステロイド剤投与
e 脳室腹腔短絡術

問題136
解説：意識障害が見られるほどの、硬膜外血腫なので、緊急の開頭術による血腫除去が必須である。**解答：c**

問題137 70歳、男性。駅の階段で転倒し顔面および前頭部を打撲し、1時間後に救急車で搬送された。来院時意識は清明であったが、外傷後健忘が約15分ほど認められた。その他の神経学的では異常はなく、頭蓋単純エックス線で骨折は見られなかった。

担当の医師は入院の必要がないと判断して、帰宅させることとした。この時点で患者および家族への説明として適切なのはどれか。3つ選べ。

a 入院を要するほどではないが、経過観察を要する
b 今後24時間以内は急性の頭蓋内血腫の可能性がある
c 診察および頭部X線写真にて異常はないので全く心配は入らない
d 頭痛の増悪や嘔吐などが見られた時にはすぐに再受診すること
e 受傷後24時間を過ぎれば頭蓋内血腫の可能性はない

問題137
解説：この患者の健忘は15分程度なので、脳振盪の範疇に入り、1次性脳損傷は問題はない。しかし、患者と患者の家族に説明しておくべき病態がいくつかある。まず、頭蓋骨骨折がないので、急性硬膜外血腫の可能性は低い。しかし、急性期〜亜急性期にはまれではあるが、遅発性脳内血腫 delayed traumatic intracerebral hematoma が起こりうる。これは受傷後間隔（数日〜数週）をおいて発生するので、急性期には急性硬膜外血腫の臨床経過と区別がつきにくい。軽微な頭部外傷から重篤なものまで、種々の程度の頭部外傷後に見られる。閉鎖性頭部外傷の2〜7％に見られると報告されている。したがって、家族には「頭痛の増悪や嘔吐などが見られた時にはすぐに再受診すること」と説明しておく必要性がある。また、慢性期の合併症として慢性硬膜下血腫（図41、42）について、触れておくことも望ましい。**解答**：a、b、d

問題138 40歳の男性。二階の窓枠から転落して、頭部を打撲した。受傷直後から意識障害があり、徐々に進行して、2時間後に半昏睡状態で来院した。来院時頭部単純エックス線CTを図38に示す。

最も可能性の高いのはどれか。

a 急性硬膜外血腫
b 急性硬膜下血腫

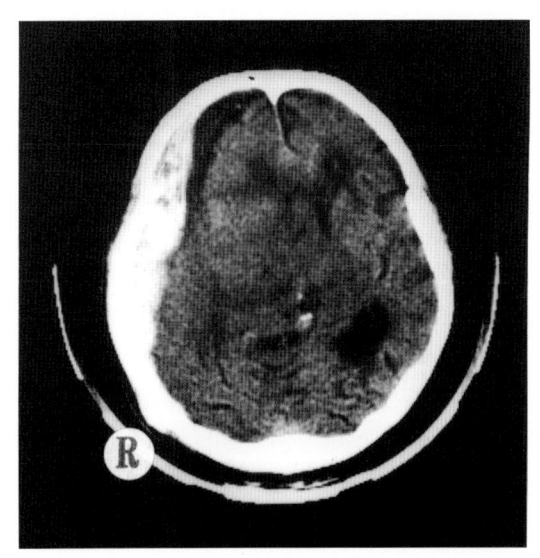

図 38

c　外傷性水頭症
d　外傷性脳内血腫
e　気脳症

問題 138
解説：問題 123、135 参照。外傷後の臨床経過、血腫の部位や形状から急性硬膜下血腫である。**解答：b**

問題 139　問題 138 の患者にとって適切とはいえない状態はどれか。3つ選べ。

a　高体温
b　高血糖
c　低炭酸ガス血症
d　低血圧
e　低体温

問題 139

解説：問題 27 参照。右側の急性硬膜下血腫があり、中心線偏位 midline shift が見られる。脳潅流圧 cerebral perfusion pressure（＝体血圧－頭蓋内圧）は正常よりも低下している。したがって、頭蓋内圧亢進を増強させ脳潅流圧低下による脳虚血を増悪させる状態は回避すべきであり、低血圧は脳潅流圧を下げるので注意すべきである。高血糖は虚血脳における解糖過程での嫌気性 ATP 産生を増強させ、乳酸の産生を高め組織 pH の低下をきたすので避けるべきである。また、高体温によって興奮性アミノ酸やフリーラジカルが増加し、血液脳関門 blood-brain barrier の破綻が進むので良くない。低炭酸ガス血症は脳血流を減少させるので、頭蓋内圧亢進時にはやや過呼吸でいくぶん動脈の炭酸ガス分圧を下げる。低体温療法は最近、重症頭部外傷 severe head injury に対して広く用いられている。脳の代謝 brain metabolism を下げ、頭蓋内圧をコントロールするのに役立つが、呼吸管理をふくめた厳重な全身管理を要する。**解答：a、b、d**

問題 140　19 歳、男性。バイク運転中に転倒し、30 分後に救急車で搬送された。来院時、鼻出血が見られ、意識は傾眠傾向であり、痛み刺激で開眼するが、名前、年齢、場所は正確に答えられない状態が 2 日間持続した。瞳孔の左右差はなかったが、2 日間軽度の左片麻痺が見られた。また、翌日から両眼瞼周囲に皮下血腫が見られた。来院時単純エックス線 CT を図 39 に示す。

合併症として、注意すべきものはどれか。1 つ選べ。

a　髄膜炎
b　外傷性てんかん
c　外傷性頸動脈海綿静脈洞瘻
d　髄液漏
e　上記のすべて

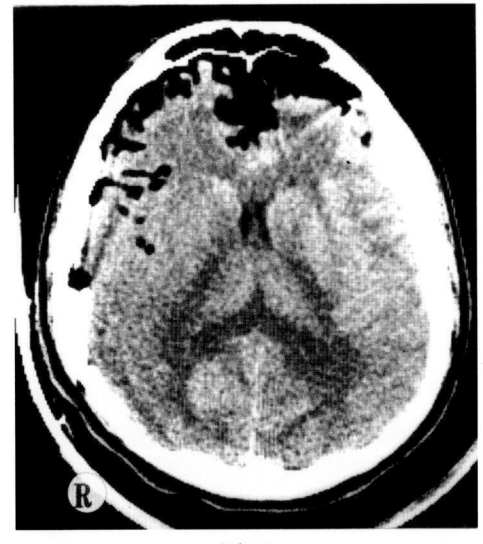

図39

問題140

解説：外傷後2日間意識障害が持続したということは頭部外傷の分類（荒木分類）では脳挫傷 cerebral contusion に入り、脳の器質的障害が存在することが示唆される。脳振盪 cerebral concussion（外傷後健忘が6時間以内で器質的障害が見られない）とは異なり、外傷性てんかん traumatic epilepsy の可能性は考慮しなければならない。また、鼻出血を認め、両眼瞼周囲の皮下血腫（パンダ徴候）は前頭蓋底の骨折の存在を示唆する。CTでは、頭蓋内に低吸収域の空気の貯溜が認められ、気脳症 pneumocephalus の状態である。外傷時に髄液の漏れがあり外界と通じ、その瘻孔から空気が入ったと考えなければならない。合併症として髄液漏の再発、髄膜炎には注意しなければならない。また、外傷性頸動脈海綿静脈洞瘻の可能性も考慮しなければならない（問題129参照）。

解答：e

問題141 38歳の女性。交通事故後に意識障害、右片麻痺および左眼部の腫脹があり入院した。2週後、意識障害と片麻痺は改善したが、左眼球の拍動性突出が持続している。左内頸動脈造影側面像を図40に示す。

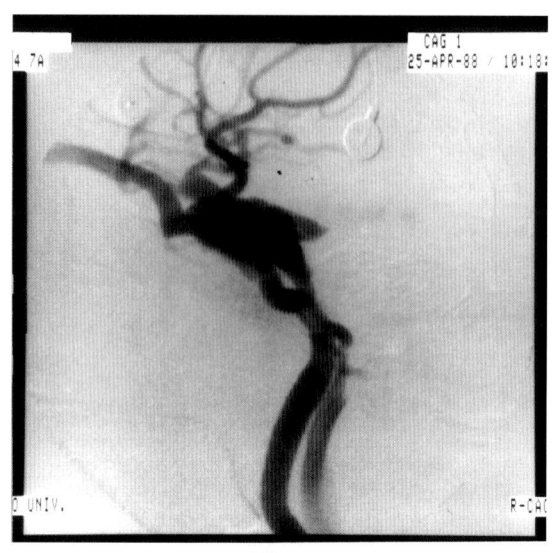

図 40

考えられるのはどれか。

a　内頸動脈瘤
b　海綿静脈洞血栓症
c　脳動静脈奇形
d　内頸動脈閉塞症
e　内頸動脈海綿静脈洞瘻

問題 141
解説：問題 129 参照。左内頸動脈造影では、内頸動脈と海綿静脈洞の間に瘻が存在するため、動脈相にもかかわらず、海綿静脈洞が早期に描出され上眼静脈への逆流が見られる。内頸動脈系に瘤は見られず、海綿静脈洞、内頸動脈は良く描出されており血栓はない。また、脳に動静脈奇形は認められない。**解答：e**

問題 142　75歳の男性。約3週間前から、物を置き忘れることが多くなり、1週間前には1人で散歩に出かけたが、帰宅できなくなり警察に保護された。また数日前から、時々尿をもらしたり、茶碗を落としたりするため、家族に付き添われて来院した。

神経学的には中等度の意識障害と、左不全片麻痺が見られた。来院時頭部単純エックス線CTを図41に示す。

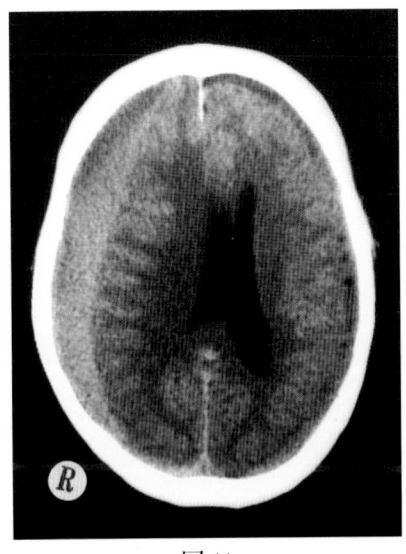

図41

この疾患について正しいのはどれか。2つ選べ。

a　髄液の吸収障害が原因である
b　中硬膜動脈の破綻に起因する
c　脳実質損傷が原因である
d　髄液の被膜内へ移行が血腫の増大に関与する
e　被膜からの出血が増大に関与する

問題142
解説：問題134参照。右側に軽度、高吸収域の慢性硬膜下血腫が見られ中心線は左に偏位している。発症の原因は頭部外傷（軽微〜重症までさまざま）で硬膜とくも膜間に出血するが血腫量が少ないためにこの時点では無症状である。この後、硬膜の最内層に血液と髄液を混在し、被膜を持った慢性硬膜下血腫が形成される。外側の被膜（外膜）は血管に富み、出血を反復して、血腫の増大

に関与する。また、被膜内の貯留液は膠質浸透圧が髄液よりも著明に高いために、くも膜下腔に接する内膜を通して、髄液を引き込み血腫の増大に関係する。単純CTでは出血後まもない新たな出血は高吸収域を示し、次第に等吸収域から低吸収域に変化する。等吸収域の症例では血腫が片側性の時には、中心線偏位が診断の決め手になるが、両側性の時には時に見落とすことがあるので注意を要する。このような症例ではMRIがきわめて有用である（図42）。**解答：d、e**

問題143 問題142の患者にまず行うべき治療はどれか

a 脳室ドレナージ
b 硬膜下・腹腔短絡術
c 穿頭・洗浄術
d 減圧開頭術
e 開頭血腫除去術

問題143
解説：穿頭洗浄術でほとんどの症例で治療可能である。まれに、脳の発達遅延の乳幼児や、脳萎縮の高度な高齢者で、術後の脳のもりあがりが悪く、硬膜下腔と腹腔の短絡術 subdural-peritoneal shunt をおき、血腫の再貯留を防止することがある。脳室ドレナージ ventricular drainage は脳室腹腔短絡術 ventriculo-peritoneal shunt と同様に慢性硬膜下血腫を増悪させることはあっても治療とはならない。開頭血腫除去術は多房性の硬膜下血腫で、穿頭・洗浄術で治癒しない症例でまれに必要となる。減圧開頭術は急性硬膜下血腫のように術前、術後の著明な頭蓋内圧亢進症状に対処するために行う。**解答：c**

問題144 70歳の男性。3ヵ月前に風呂場で転倒し、頭部を打撲した。意識消失はなく放置しておいた。約3週前から頭重感が出現し、次第に我慢ができなくなってきた。また、1週間前から、時々ものの置き場所を忘れることが多くなったために家族とともに来院した。来院時単純エックス線CT（水平断）（図42A）、MRI・T1強調像（前額断）（図42B）に示す。

図42A　　　　　　　　図42B

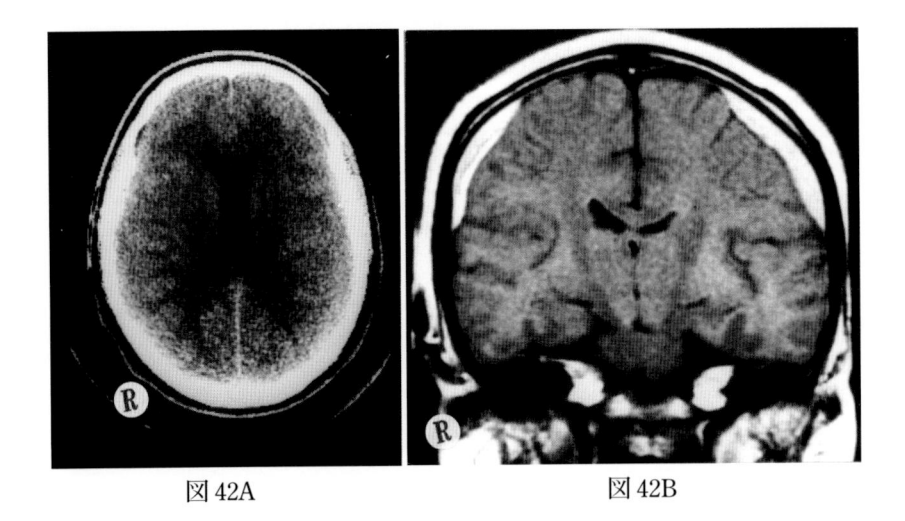

考えられる疾患はどれか。

a　急性硬膜下血腫
b　硬膜外膿瘍
c　正常圧水頭症
d　慢性硬膜下血腫
e　急性硬膜外血腫

問題144

解説：問題134、142参照。急性硬膜下血腫、急性硬膜外血腫は病歴、画像所見から否定できる。正常圧水頭症のように脳室拡大は見られない。むしろ、70歳という年齢に比して、脳溝は見えず、脳室はむしろ小さめである所見に留意すべきである。MRI・T1強調像（前額断）では、両側性に脳表に半月状の高信号域が認められる。単純CTで等吸収域、MRI・T1強調像（前額断）で高信号域を示すので、新たな出血後2～3週以上経過した両側の慢性硬膜下血腫である（血腫のMRI所見については問題105参照）。CTで等吸収域の両側性の慢性硬膜下血腫の診断にはMRIがきわめて有用である。硬膜外膿瘍はT1強調画像で低、T2強調画像で高信号域を示す。**解答：d**

問題145 頭部外傷後意識障害が持続する患者の1ヵ月後の頭部MRI、T2強調像を図43A、Bに示す。

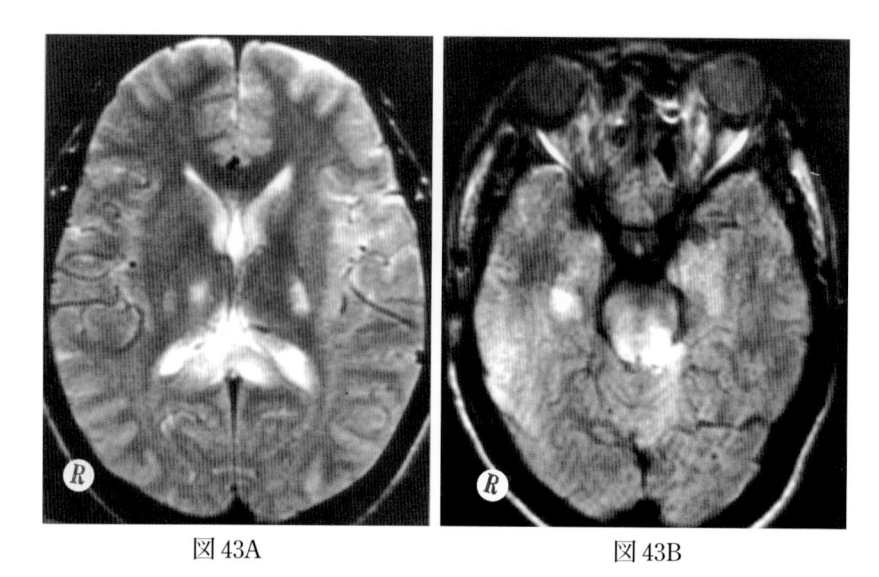

図43A　　　　　　　　　　　図43B

MRIで認められる挫傷部位は以下のどれか。2つ選べ。

a　視床
b　脳梁
c　後頭葉皮質
d　橋底部
e　前頭葉皮質

問題145
解説：MRIでは視床、脳梁（膨大部）、内包～被殻、中脳背側部、側頭葉内側部に脳損傷を示唆する高信号域が見られる。病理学的にびまん性軸索損傷 diffuse axonal injury といわれている病態の時に、異常所見が見られる部位に一致する。びまん性軸索損傷とは病理学的名称なので、臨床的にはびまん性脳損傷 diffuse brain injury と呼んだ方がよいと思われる。これは血腫などの頭蓋内占拠性病変が見られないのに外傷後から、意識障害が持続し、頭蓋内圧亢進は比

較的少ない。交通事故が原因であることが多く転落外傷は少ない。機序として、回転性の加速、減速が冠状面で作用するといわれている。**解答：a、b**

7）水頭症・先天奇形（基礎問題）

問題146 一側の側脳室の拡大があるとき、最も考えられる閉塞部位はどれか。

a　Monro孔
b　中脳水道
c　Magendie孔（第四脳室正中孔）
d　Luschka孔（第四脳室外側孔）
e　第三脳室

問題146
解説：片側のMonro孔の閉塞で同側の側脳室拡大が認められる。中脳水道では両側側脳室、Monro孔、第三脳室の拡大、第三脳室の閉塞では両側側脳室、Monro孔の拡大、第四脳室の出口の閉塞では側脳室、Monro孔、第三脳室、中脳水道に加えて、第四脳室の拡大も見られる。**解答：a**

問題147 乳幼児水頭症の所見として正しいのはどれか。2つ選べ。

a　縫合離開
b　動眼神経麻痺
c　落陽現象
d　筋緊張の低下
e　頭皮静脈の閉塞

問題147
解説：乳幼児の水頭症では、頭蓋骨縫合の骨性閉鎖前の2歳くらいまでは、縫合が離解し、頭囲は拡大する。頭皮はのばされ、頭皮の静脈は拡張する。頭囲

拡大とともに、大泉門が開大して膨隆する。神経学的には眼球が下方に偏位（落陽現象 setting sun phenomenon）し、脳神経では外転神経の圧迫・伸展のため麻痺し外転が障害される。これは頭蓋内圧亢進の偽局所徴候（false localizing sign）である。皮質脊髄路 cortico-spinal tract が拡大した脳室壁で圧迫されるために両下肢の緊張は高まり、腱反射は亢進する。縫合が閉鎖した幼児期以降で発症した水頭症では頭囲拡大は通常見られないが、縫合離開は認められる。頭蓋内圧亢進症状として頭痛・嘔吐、うっ血乳頭 papilledema、2次性視神経萎縮 secondary optic atrophy、外転神経麻痺、下肢腱反射亢進が見られる。この他、脳腫瘍、脳血管障害、炎症など水頭症の原因となる病変の症状も認められる。**解答：a、c**

問題148 脳室腹腔短絡術（VPシャント）の合併症として起こりやすいのはどれか。

(1) 脳膿瘍
(2) 髄膜炎
(3) 腹膜炎
(4) チューブ周囲の感染
(5) 敗血症

a (1)(2)(3)　　b (1)(2)(5)　　c (1)(4)(5)　　d (2)(3)(4)　　e (3)(4)(5)

問題148
解説：脳室腹腔短絡術（VPシャント）の合併症として、チューブ周囲の感染、髄膜炎、腹膜炎は常に考えておくことが大切であり、このような時には異物であるシャントシステムは抜去し、必要ならば脳室ドレナージに代えて、炎症の治療を行う。シャント閉塞によって水頭症の症状が再び認められたならば、入れかえ手術を要する。髄液の持続的な排液によって、慢性硬膜下血腫、水腫を生ずることもあるが、頭蓋内圧を自由にかえて、排液量を調節するシャントシステムが使用できれば、このような合併症は防止できる。**解答：d**

8）水頭症・先天奇形（発展問題）

問題 149 生後2日目の新生児。出産直後から正中に腫瘤が認められた。両下肢の運動障害を伴っている。患部の写真を図44に示す。

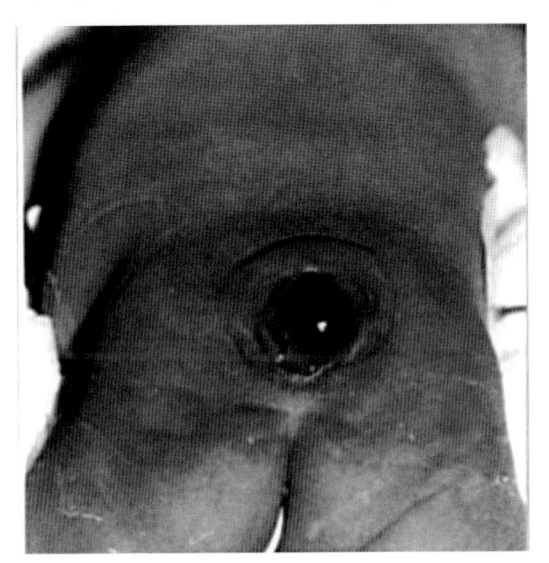

図44

合併奇形として多いのはどれか。

(1) 水頭症
(2) くも膜嚢胞
(3) 脊髄空洞症
(4) 第四脳室嚢胞状拡大
(5) 小脳虫部の脊柱管への嵌入

a (1)(2)　　b (1)(5)　　c (2)(3)　　d (3)(4)　　e (4)(5)

問題 149

解説：神経管閉鎖不全 dysraphism による先天奇形である脊髄髄膜瘤 myelomeningocele が認められる。合併症として第四脳室、小脳虫部 cerebellar vermis、延髄が脊柱管内へ下方偏位する Chiari II 型奇形（Chiari I 型奇形：小脳扁桃 cerebellar tonsil が脊柱管内へ下方偏位）がほとんどの症例で見られる。また、水頭症も高頻度に認められるが、これは Chiari II 型奇形による中脳水道の狭窄と、第四脳室出口部の狭窄に起因することが多く、また、髄膜瘤の閉鎖手術後、髄液漏出が治療されると水頭症が進行することが多い。脊髄空洞症については問題 159、164 参照。第四脳室嚢胞状拡大は Dandy Walker 症候群に見られる所見である（問題 151 参照）。**解答：b**

問題 150　15 歳の男性。4 年前に全身痙攣が出現し、その後も年に 2～3 回程度同様な痙攣が出現するために、来院した。神経学的に異常はない。来院時単純エックス線 CT を図 45 に示す。

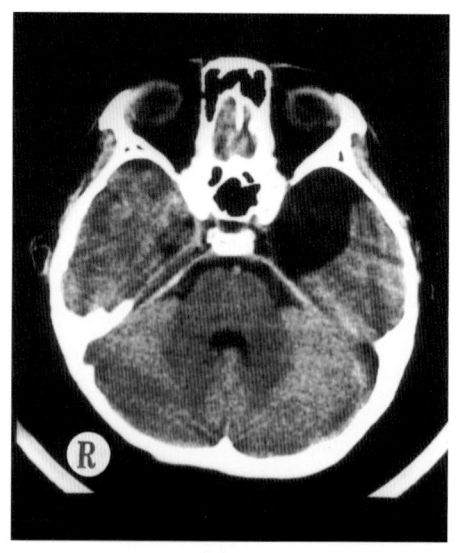

図 45

最も考えられる疾患は以下のどれか

a 頭蓋咽頭腫
b 側脳室下角の拡大
c 慢性硬膜下血腫
d 脳梗塞
e くも膜嚢胞

問題150
解説：側頭葉の先端部で、脳組織の外側に位置する低吸収域であり、側脳室下角の拡大ではなく、最も考えられのはくも膜嚢胞 arachnoid cyst である。正常の髄液腔と交通のない隔離された髄液の局所的な貯留腔で、壁はくも膜で形成されている。頭蓋内圧亢進症状やてんかんの原因になる。側頭葉の形成不全により、通常のくも膜下腔が拡大していることもあるので、水溶性造影剤による脳槽造影を行い、閉鎖腔であることを確認して、嚢胞を開放して、くも膜下腔との交通をつけたり、嚢胞と腹腔の短絡術 cyst-peritoneal shunt を行う。頭蓋咽頭腫は鞍上部の腫瘍であり、視力・視野障害もないので可能性は低い。慢性硬膜下血腫は部位的に、また臨床経過から考えにくく、脳梗塞は臨床経過や動脈支配から否定的である。**解答：e**

問題151　在胎週数36週、出生時体重2850g。妊娠32週の超音波検査にて水頭症の診断を受けていた。この患者のMRI（T1強調像）を図46に示す。

最も考えられる疾患は以下のどれか

a Dandy-Walker 奇形
b Chiari 奇形
c くも膜嚢胞
d 第四脳室腫瘍
e 脳幹部腫瘍

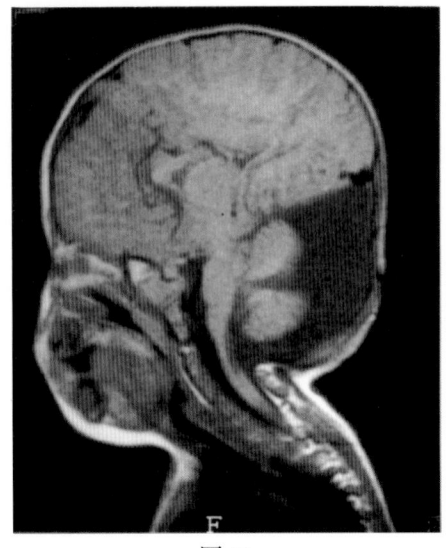

図46

問題151

解説：小脳虫部の形成不全を伴い、Magendie孔が閉鎖した時に見られる、第四脳室の囊胞状拡大の所見、つまりDandy-Walker奇形である。小脳テントが高位に位置しており、囊胞のために後頭蓋窩は拡大している所見はこの奇形に特徴的である。先天性水頭症の原因となる。後頭蓋窩にもくも膜囊胞は発生するが、この患者の画像は上記の所見を伴うので、単純なくも膜囊胞ではない。治療は第四脳室出口部の開放や、側脳室からの脳室腹腔短絡術を行う。Chiari奇形では脊柱管内に脳幹や小脳が下方偏位して、後頭蓋窩はむしろ小さいのでこの所見とは異なる。また、第四脳室や脳幹部に腫瘍性病変は認められない。

解答：a

問題152　10歳の男性。約3ヵ月前から、頭痛を訴え学校を休むようになり、成績も低下してきたために来院した。神経学的にはうっ血乳頭が認められた。単純エックス線CT（図47A～C）を示す。

CT所見について、最も正しいのはどれか。2つ選べ。

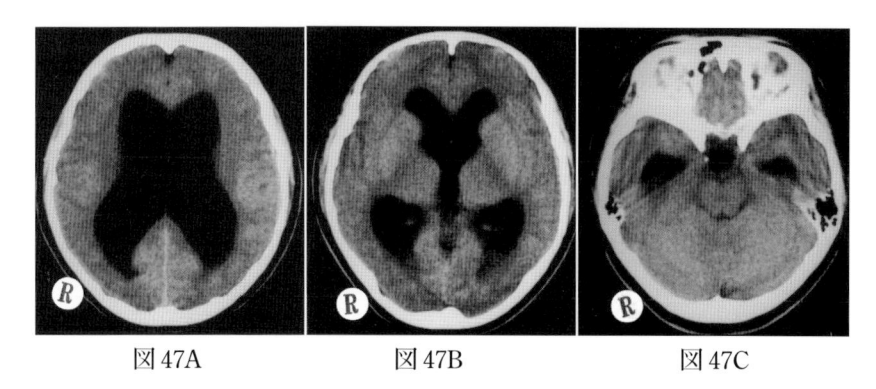

図47A　　　　　図47B　　　　　図47C

a　側脳室の拡大
b　第三脳室の拡大
c　PVL（periventricular lucency）
d　中脳水道の拡大
e　第四脳室の拡大

問題152
解説：側脳室の拡大（図47A～C）、第三脳室の拡大（図47B～C）はあるが中脳水道は正常（図47C）であり、中脳水道狭窄による水頭症である。PVL（periventricular lucency）は認められない。また、第四脳室の描出されているCTは示されていない。**解答：a、b**

問題153　問題152の患者で次に行うべき検査で適切なのはどれか。2つ選べ。

a　MRI
b　腰椎穿刺による髄液検査
c　造影エックス線CT
d　脳血管造影（セルジンガー法）
e　脳血流測定

問題153
解説：中脳水道狭窄の確定診断や水頭症の原因として腫瘍性病変を除外するた

めに、矢状断の MRI、造影エックス線 CT は必要である。うっ血乳頭が見られることから腰椎穿刺は禁忌である。また、脳血管造影、脳血流測定は治療方針を変えるほどの意義は少ない。**解答：a、c**

問題154 56歳、男性。くも膜下出血2日目に、Grade I（Hunt & Hess）で、脳動脈瘤に対するクリッピング手術を行い、3週後に障害なく退院した。その後2週ほどすぎた頃から、計算力の低下と記憶力低下が出現し、さらに、歩行が不安定となり、時々尿失禁も認められるようになったために来院した。この患者の頭部単純エックス線 CT を図48に示す。

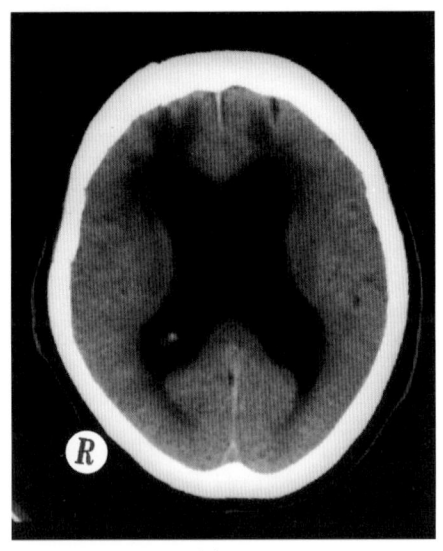

図48

適切な治療はどれか。

a　減圧開頭術
b　高圧酸素療法
c　副腎皮質ステロイド薬
d　脳室腹腔短絡術
e　脳室ドレナージ

問題154

解説：くも膜下出血後いったん意識清明となり、その後、3主徴（痴呆症状、歩行障害、尿失禁）が出現し、PVLを伴い、脳萎縮を伴わない脳室拡大が見られる。慢性硬膜下血腫とともに、外科的に治療可能な痴呆 surgically treatable dementia として重要な正常圧水頭症 NPH（normal pressure hydrocephalus）が最も考えられる。このような典型例ではこれ以上の検査は必要ないが、場合によっては水溶性造影剤による脳槽造影を行い、髄液の循環動態の異常を確認する。腰椎穿刺で注入された水溶性造影剤はNPHでは脳室内に逆流 ventricular reflux し、脳室内に停滞し、ゆっくりと脳表に流れるものの、くも膜顆粒をへて、上矢状静脈洞へ吸収されるスピードは極端に遅れる。この患者のように原因が明らかなものでは脳室腹腔短絡術にて症状は劇的に改善する。脳室ドレナージも同じような効果を示すが、くも膜下出血の急性期の血性髄液を伴う高圧性水頭症では適応となるが、このような慢性期の水頭症で、髄液の炎症の無い患者では脳室腹腔短絡術が適応である。**解答：d**

9）脊髄・末梢神経（基礎問題）

問題155 頸部椎間板ヘルニアについて正しいのはどれか。1つ選べ。

a 第6－7頸椎間に最も多い
b 上肢の廃用性筋萎縮が見られる
c 脊髄造影で椎体に一致した陰影欠損が見られる
d 頸部の安静で神経症状の改善することはない
e 下肢の痙直性運動障害が見られる

問題155

解説：頸部椎間板ヘルニア cervical intervertebral disc の症状増悪因子として、静的因子と動的因子がある。1）静的因子：脊椎管前後径は個人差があるが、狭い人は症状を出しやすい。先天的に狭い人もいる（devclopmental narrow canal）2）動的因子：頸椎の可動域は C 5-6 ＞ C 4-5 ＞ C 6-7 の順に大きい。頸

部椎間板ヘルニアの頻度はこれに一致する。頸椎は後屈位の時に椎間孔、脊髄前後径は最も狭小化する。したがって、過度な後屈位の反復で症状は増悪し、安静で改善する可能性がある。初発症状は手指の感覚障害（異常感覚）が多い。これは神経根の支配領域と髄節に一致しない指尖部のことがある。次いで、足底から上行する異常感覚の自覚、さらに感覚低下へと移行する。運動障害は下肢では痙直性運動障害 spastic paresis で、"階段の下りが不安定"と訴える。上肢ではヘルニアのレベルによって複雑である。つまり、根障害を含む髄節性の弛緩性運動障害 flaccid paresis と、それ以下の痙直性運動障害が見られる。髄節性の弛緩性運動障害では脱力に伴って筋萎縮 muscle atrophy が見られ、上肢の痙直性運動障害では、"ボタンがはめにくい"などの巧緻障害を訴える。下肢の痙性の進行で、膀胱・直腸障害が出現する。**解答：e**

問題156 脊髄の髄内に好発する腫瘍はどれか。2つ選べ。

a 転移性脊髄腫瘍
b 髄膜腫
c 神経鞘腫
d 上衣腫
e 神経膠腫

問題156
解説：脊髄腫瘍 spinal cord tumor は硬膜外腫瘍 extradural tumor（転移性腫瘍が多い）、硬膜内髄外腫瘍 intradural extramedullary tumor（髄膜腫、神経鞘腫など）、硬膜内髄内腫瘍 intramedullary tumor（神経膠腫、上衣腫など）に分類される。初期症状として、運動麻痺よりも根の支配領域に放散する根性疼痛 root pain、背部痛や脊髄に沿って痛みが走る脊髄性疼痛 funicular pain が多い。これらは異常感覚や感覚鈍麻へと移行する。次いで、障害部位以下の痙直性運動障害、膀胱直腸障害が出現し、最終的には脊髄横断性完全麻痺となる。神経学的徴候は根性障害、髄節性障害、索路障害に大別される。脊髄前根障害は腱反射の消失・支配筋の筋萎縮・弛緩性麻痺をもたらすが、このためには各筋は複数の神経支配を受けているので、複数の根障害が必要である。また後根障

害では刺激症状である根性疼痛・異常感覚をきたすが、皮膚の感覚支配はオーバーラップしているので、単一根の障害で感覚脱失の領域を把握することは困難である。髄節性障害は障害高位の脊髄灰白質障害が見られる。索路障害は、脊髄腫瘍が多少なりとも左右どちらかに偏在して発生するので、片側性からはじまる。次第に、脊髄横断症状（痙性対麻痺 spastic paraparesis、全感覚障害、膀胱直腸障害）が出現する。髄内腫瘍と髄外腫瘍の鑑別はなかなか困難である。Brown-Séquard 症候群（脊髄半側切截症候群、障害側では障害部位以下の痙性麻痺、腱反射亢進、病的反射の出現、皮膚感覚過敏、深部覚・識別覚障害、障害部位に一致した全感覚脱失、対側の温痛覚障害）は髄外腫瘍に、感覚解離（sensory dissociation、灰白質の障害で触覚は維持されるが、温痛覚が障害）は髄内腫瘍で多い。また外側脊髄視床路は仙髄から頸髄まで外側から内側に層状配列をするので、髄外腫瘍では仙髄から感覚障害が上行し、髄内腫瘍では逆に上位から下行する。根性疼痛は髄外腫瘍、叩打痛は硬膜外腫瘍に多い。**解答：d、e**

問題157 脊髄腫瘍の症状について正しいのはどれか。

(1) 横断性麻痺の時は感覚障害上限が腫瘍の存在部位を示す
(2) 背部痛・放散痛を初発症状とすることが多い
(3) 感覚解離は髄外腫瘍で多く見られる
(4) Brown-Séquard 症候群は硬膜外腫瘍に多い
(5) 腰椎穿刺後、急激に症状の悪化をきたすことがある

a (1)(2)(3)　　b (1)(2)(5)　　c (1)(4)(5)　　d (2)(3)(4)　　e (3)(4)(5)

問題157
解説：問題156参照。腫瘍により髄液腔の完全閉塞がある時には、腰椎穿刺で髄液を排液すると腫瘍上下で著明な圧差が生じ、腫瘍が下方に押し下げられて脊髄を圧迫して症状が急激に悪化する。完全閉塞が予測されるときには腰椎穿刺は禁忌であり、髄液腔の情報を得たいときには、後頭下穿刺が安全である。
解答：b

問題 158 脊髄腫瘍の画像所見で正しいのはどれか。3つ選べ。

a 髄内腫瘍では椎間孔の拡大が見られる
b 硬膜外腫瘍では骨破壊像を確認することが大切である
c 硬膜内髄外腫瘍ではくも膜下腔が腫瘍の直上、直下で拡大する所見が見られる
d 脊髄腫瘍では脊髄空洞症を伴うことがある
e 脊椎の貝柱様変化（scallopping）は単純写真正面像で観察できる

問題 158

解説：問題 156、169 参照。椎間孔の拡大は神経鞘腫が椎間孔を通って脊椎管外へ亜鈴型発育（dumbbell type）をきたしたときに認められる。硬膜外腫瘍は転移癌が多いために、骨破壊像は診断的価値がある。硬膜内髄外腫瘍ではMRI、T2 強調画像で腫瘍の直上、直下で拡大したくも膜下腔が高信号域として描出される。貝柱様変化（scallopping）は良性脊髄腫瘍がゆっくり発育した時に、椎体後面が凹状にへこんだ状態を示す所見で、単純写真側面像で認められる。脊髄空洞症は脊髄外傷後、脊髄腫瘍に伴うもの、Chiari 奇形に伴うもの（図 49）がある。**解答：b、c、d**

問題 159 脊髄空洞症について正しいのはどれか

(1) Chiari 奇形に伴うものが多い
(2) 解離性感覚障害が特徴的である
(3) 治療は対症療法を優先する
(4) 側弯症を伴う小児例では自然寛解は期待できない
(5) MRI が最も診断的価値が高い

a (1)(2)(3)　　b (1)(2)(5)　　c (1)(4)(5)　　d (2)(3)(4)　　e (3)(4)(5)

問題 159

解説：脊髄空洞症 syringomyelia は中心管と交通した交通性脊髄空洞症では空洞 syrinx の内容は髄液と同一であり、Chiari 奇形に合併するものの大部分はこ

れに属する。また、非交通性脊髄空洞症は脊髄外傷後、脊髄軟化、くも膜炎、脊髄腫瘍に合併するものではくも膜下腔と直接関係ない。syrinx は MRI できわめて明瞭に描出される（図49）。症状としてまず、中心管周囲の外側脊髄視床路（温・痛覚）の障害や後角の障害が見られる。障害部位は空洞の局在で異なるが、通常、頸髄や胸髄からの支配領域に見られる。初期症状は手のしびれ感、頸部または前腕痛（一側ないし両側）が多い。徴候としては解離性感覚麻痺、下位運動ニュウロン障害、さらに進行すれば痙性対麻痺、脳幹に syrinx が及ぶ syringobulbia では脳幹の症状（眼振、小脳性運動失調、下位脳神経麻痺）が見られる。また、痛覚脱失部分に痛みを訴える症状も見られる（anesthesia dolorosa）。治療は大孔減圧術 foramen magnum decompression、後頭蓋窩減圧術 posterior fossa decompression、空洞・くも膜下腔短絡術 syringo-subarachnoid shunt、空洞・腹腔短絡術 syringo-peritoneal shunt の単独ないしは併用で行われている。早期に治療し症状の進行を防ぐことが大切である。**解答：b**

問題 160　手根管症候群でみられるのはどれか。

(1) 手関節背屈障害
(2) 手背骨間筋萎縮
(3) 母指球筋萎縮
(4) 手根部掌側叩打放散痛
(5) 小指感覚障害

a (1)(2)　　b (1)(5)　　c (2)(3)　　d (3)(4)　　e (4)(5)

問題 160
解説：手根管症候群 carpal tunnel syndrome は 40～60 歳代の女性に好発する。手掌の橈側、手指の第1～第3枝、第4枝の橈側半分にしびれが出現し、夜間に増悪することが多い。進行すると母指球、特に短母指外転筋（M.abductor pollicis brevis）の萎縮が見られる。手関節部で叩打痛 Tinel's sign を認める。確定診断は手根管部での電気生理学的検索で正中神経 median nerve の伝導速

度測定が必要である。軟部組織の肥厚をきたす関節リウマチ、甲状腺機能低下症、末端肥大症、人工透析患者の靭帯内アミロイド沈着で手根管症候群の増悪をきたすと言われている。なお、手関節背屈障害は橈骨神経麻痺 radial nerve palsy、手背骨間筋萎縮と小指感覚障害は尺骨神経麻痺 ulnar nerve palsy に由来する。**解答：d**

問題 161 手根管症候群で認められるのはどれか。

(1) 鷲手
(2) 垂れ手
(3) 母指球の萎縮
(4) 手掌の感覚異常
(5) 手背の感覚異常

a (1)(2)　　b (1)(5)　　c (2)(3)　　d (3)(4)　　e (4)(5)

問題 161
解説：問題 160 参照。鷲手は尺骨神経麻痺、垂れ手は橈骨神経麻痺、手背の感覚異常は橈骨神経（橈側）と尺骨神経障害（尺側）である。**解答：d**

問題 162 馬尾障害の症候として正しいのはどれか。

(1) 解離性知覚障害
(2) バビンスキー反射
(3) 根性疼痛
(4) 間歇性跛行
(5) 膀胱直腸障害

a (1)(2)(3)　　b (1)(2)(5)　　c (1)(4)(5)　　d (2)(3)(4)　　e (3)(4)(5)

問題 162
解説：問題 163 参照。馬尾 cauda equina は L3 以下の神経根の集まりであり、弛緩性運動麻痺、反射低下、感覚障害を認める。特に、下部馬尾障害でサドル状感覚消失（saddle anesthesia）を認める。Babinski 反射や解離性感覚障害は見られない。**解答：e**

問題 163 間歇性跛行の原因となるのはどれか。

(1) 上矢状静脈洞部髄膜腫
(2) 頸椎後縦靱帯骨化症
(3) 腰部脊椎管狭窄症
(4) Buerger 病
(5) 脊髄空洞症

a (1)(2)　　b (1)(5)　　c (2)(3)　　d (3)(4)　　e (4)(5)

問題 163
解説：間歇性跛行 intermittent claudication（数百メートルの歩行で下肢の疼痛、脱力で歩行不可能となり、休息するとこれらの症状が消失する）には正中型腰部脊椎管狭窄症 lumbar spinal narrow canal による馬尾性間歇性跛行（神経原性間歇性跛行 neurogenic intermittent claudication）と下肢動脈の血行障害による血管原性間歇性跛行が見られる。**解答：d**

10）脊髄・末梢神経（発展問題）

問題 164 40 歳の女性。約 3 年前から、左後頸部、肩から上肢にかけて、痛覚鈍麻が出現し、次第に右側の上肢にも及んできた。最近になって徐々に両手の力がなくなってきたために来院した。神経学的には、両上肢の筋力低下と両上肢前腕部の軽度筋萎縮。深部腱反射は両上肢で消失、下肢は正常。感覚は両上肢、肩、後頸部にかけて温痛覚が消失、触覚、深部知覚は維持されていた。頸髄 MRI・矢状断の T1 強

調像（図49A）、T2強調像（図49B）を示す。

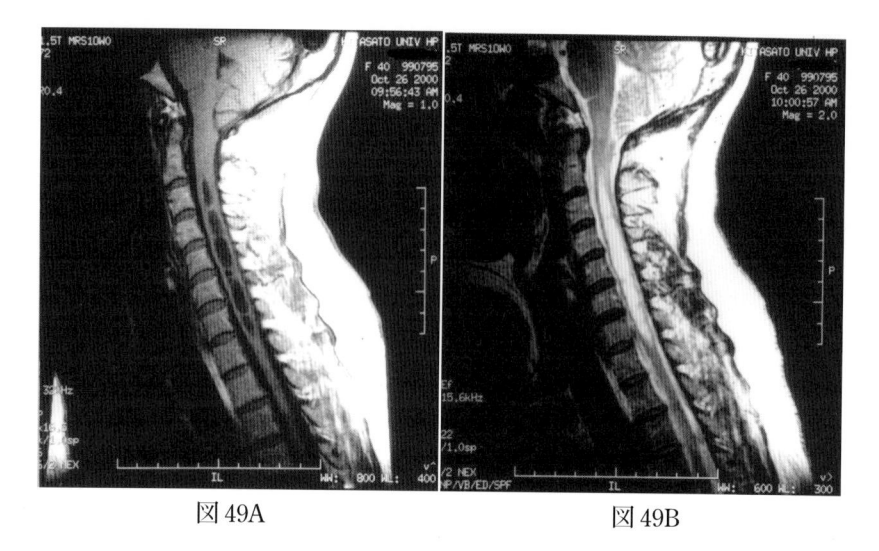

図49A

図49B

MRIで認められる所見はどれか。2つ選べ。

a 脊髄内の空洞（syrinx）
b 第四脳室の拡大
c Chiari奇形
d Dandy-Walker奇形
e 頭蓋底陥入症

問題164

解説：問題159参照。脊髄内にはT1強調像で低信号域、T2強調像で高信号域の空洞と小脳扁桃の脊椎管内へ下方偏位（Chiari I 奇形）が認められる。歯突起の頭蓋内嵌入（頭蓋底陥入症）、第四脳室の拡大、Dandy-Walker奇形を示唆する小脳虫部の低形成、後頭蓋窩の嚢胞は見られない。**解答：a、c**

問題165 問題164の患者に最も適した治療はどれか。

a　脳室腹腔短絡術
b　後頭下開頭・第1頸椎椎弓切除・硬膜形成術
c　第3〜7椎弓形成術
d　前方固定術
e　放射線照射

問題165
解説：問題159参照。Chiari I 奇形に伴う脊髄空洞症であり、後頭下開頭・第1頸椎椎弓切除・硬膜形成が適切である。**解答：b**

問題166　45歳男性。1ヵ月前に2週間持続する右肩甲部痛を自覚。疼痛の減弱にともない、右前腕橈側から1〜2指の異常感覚がおこり、この放散痛は床屋で頸部を伸展位にして髭を剃るときに強くなった。下肢の症状はない。また、糖尿病、高血圧の既往はない。頸髄MRI（矢状断）、T1強調像（図50A）、T2強調像（図50B）を示す。

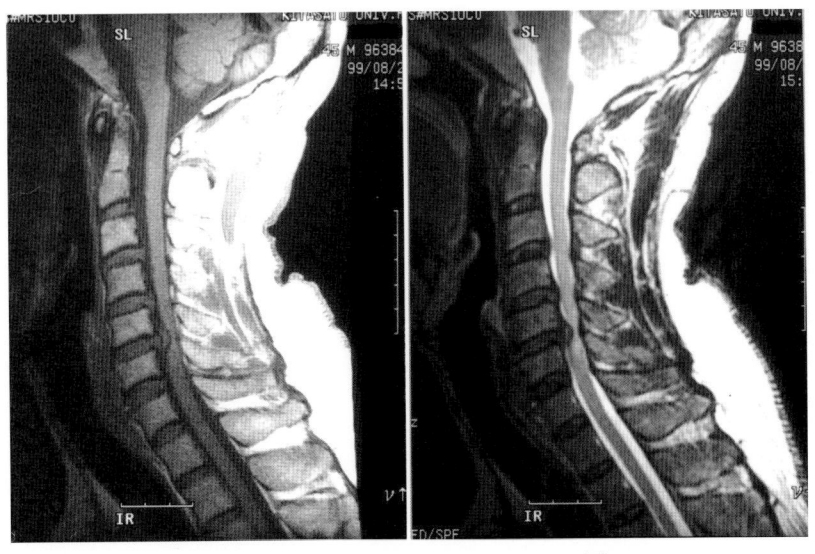

図50A　　　　　　　　図50B

最も考えられる疾患はどれか。

a　硬膜内髄外腫瘍
b　硬膜外髄内腫瘍
c　第5－6頸椎椎間板ヘルニア
d　第6－7頸椎椎間板ヘルニア
e　脊髄動静脈奇形

問題166
解説：問題155参照。病歴では右の橈側1～2に異常感覚が見られ、C6領域の根症状が示唆される。頸部の伸展で症状は増悪し、動的因子が症状増悪に関与していることが示唆される。MRIではC4-5、C5-6間に椎間板ヘルニアが認められるが、C5-6間のヘルニアによる脊髄の圧迫が著明であり、神経症状とも一致し、診断はC5-6の頸椎椎間板障害である。**解答：c**

問題167　36歳の女性。半年くらい前から右手の感覚異常（ジンジンするしびれ感）と右手、右上肢の脱力を自覚し、最近になって、これらの症状が進行し、左手にも感覚異常が出現したために来院した。神経学的には右上肢（特に右手）の筋力の低下、両上肢の腱反射の減弱、両上肢（特に、両手）の温痛覚低下を認めた。触覚、振動覚に異常なく、下肢の筋力低下や腱反射の異常もなかった。頸部MRI（矢状断、T1強調像）の単純（図51A）と造影（図51B）を示す。

MRI所見で正しいのはどれか。2つ選べ。

a　Chiari奇形を認める
b　頸髄に造影される病変がある
c　頸髄に囊胞性病変が見られる
d　頸髄硬膜外に圧迫性病変がある
e　延髄に囊胞性病変が見られる

図 51A　　　　　　　　　　図 51B

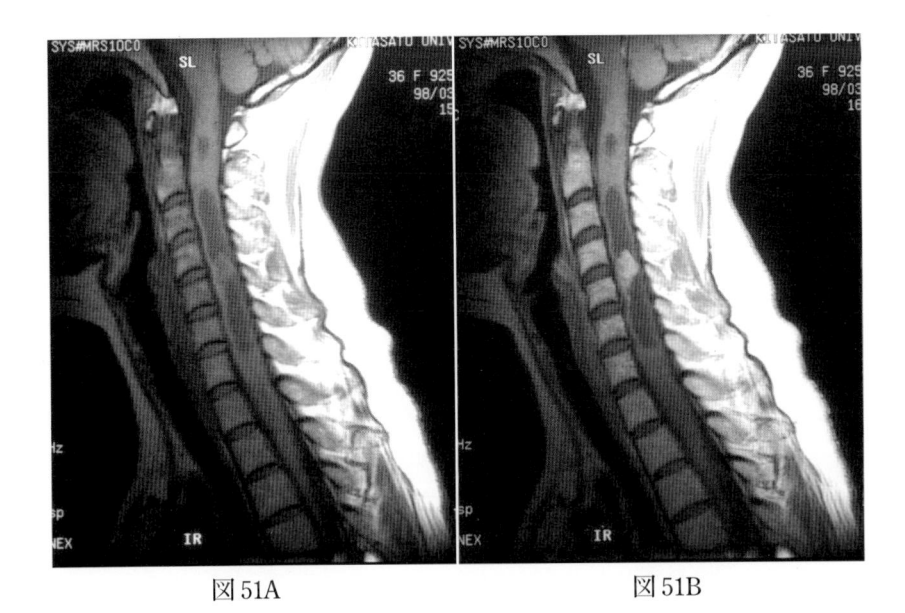

問題 167
解説：問題 156 〜 158 参照。臨床経過は進行性であり、神経学的には感覚解離が見られ、頸髄の髄内病変が示唆される。単純 MRI では頸髄の髄内に低信号域と等信号域の病変があり、造影 MRI で等信号域の部分が造影される。頸髄は腫大しており、臨床症状を考慮すると嚢胞を伴った髄内腫瘍（上衣腫 ependymoma、血管芽腫 hemangioblastoma など）が考えられる。なお、この患者で摘出標本の病理診断は上衣腫であった。Chiari 奇形を認めず、高位頸髄には見られるが、延髄には嚢胞性病変は認められない。**解答：b、c**

問題 168　67 歳の女性。約 4 年前から、右上肢の痛みを時々自覚するようになり、2 年前から右上肢の脱力が出現、最近になって階段の昇降に困難を伴うようになり来院した。頸部 MRI（T1 強調像）の単純（矢状断：図 52A）、造影（矢状断：図 52B、水平断：図 52C）および T2 強調像（矢状断：図 52D）を示す。

認められる可能性のある症状はどれか。

図 52A

図 52B

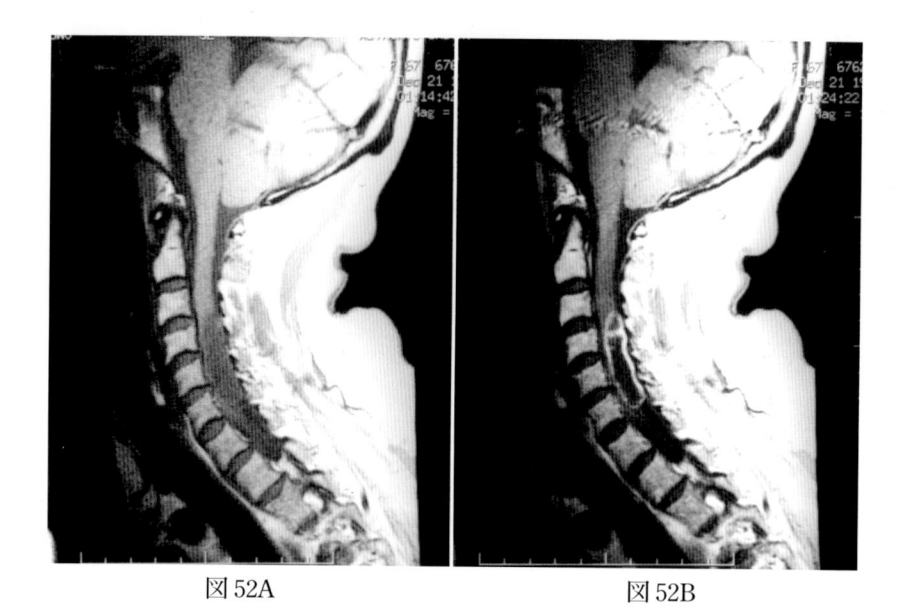

図 52C

図 52D

(1) 下顎反射亢進
(2) 上腕二頭筋反射低下
(3) 膝蓋腱反射亢進
(4) 腹壁反射亢進
(5) アキレス腱反射低下

a (1)(2)　　b (1)(5)　　c (2)(3)　　d (3)(4)　　e (4)(5)

問題 168
解説：病変はC3〜C6に位置するので、下顎反射は正常、2次ニュウロン障害で、上腕二頭筋反射は低下、1次ニュウロン障害で膝蓋腱反射、アキレス腱反射は亢進し、腹壁反射は消失する。**解答：c**

問題 169　問題168の患者で最も考えられる疾患はどれか。

a 神経鞘腫
b 髄膜腫
c 神経膠腫
d 上衣腫
e 転移性腫瘍

問題 169
解説：問題156〜158参照。臨床経過からは4年と長く、硬膜外に多い転移性腫瘍は否定的である。MRIでは、病変は頸椎レベルでC3〜C6に位置し、T1強調像で低信号域、T2強調像で高信号域を示し、造影MRIで周囲が造影され、脊髄を右後方から圧迫している。嚢胞性の腫瘍が考えられる。T2強調像では、腫瘍の存在する脊髄の後側で、腫瘍の上方ではくも膜下腔は拡大しており、硬膜外腫瘍（転移性腫瘍）や、硬膜内髄内（神経膠腫、上衣腫）よりは硬膜内髄外腫瘍（神経鞘腫、髄膜腫）を考慮すべきである。髄膜腫は造影MRIでは均一に増強効果を示しことが多いのに対して、この患者では大きな嚢胞を伴っており髄膜腫よりは神経鞘腫の可能性が最も高い。実際に摘出標本では神経鞘腫

であった（問題158参照）。**解答：a**

問題170 58歳の女性。以前より腰痛があったが、1週間前から腰痛が増強し、左下肢外側から第1肢への放散痛およびサンダルが脱げやすいなどの症状が出現した。怒責、くしゃみなどで下肢痛は増強した。診察時、左側で30度でラセーグ徴候陽性であった。入院時の腰部単純MRI、T2強調像（矢状断）を図53Aに、また、図53Aの矢印のレベルにおける横断像を図53Bに示す。

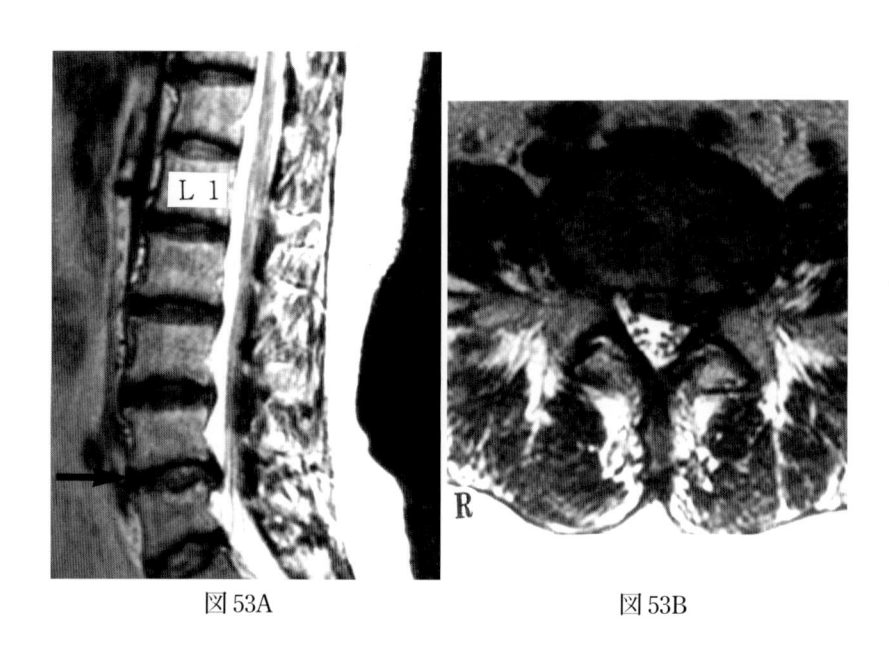

図53A　　　　　　図53B

症状と画像所見からこの患者に見合う神経所見はどれか。2つ選べ。

a　下肢外側から足背にかけての知覚低下
b　足クローヌス出現
c　大腿四頭筋萎縮
d　膝蓋腱反射減弱
e　第1肢背屈力減弱

問題 170
解説：診断は L4、L5 間の腰椎椎間板ヘルニアである。一般的に、神経根はその出口よりも上位にある椎間板のヘルニアにより障害される。L5 神経根は L4、L5 間の椎間腔を横切り、L5 椎弓根の周りをまわり、L5 〜 S1 椎間腔に達する前に椎間孔を通って脊椎管をでて行くので、この神経根は L4、L5 間椎間板ヘルニアで障害され、L5、S1 間のヘルニアでは障害されない。L5 神経は長趾伸筋、下肢外側から足背の感覚を支配するので、これらの筋力低下と感覚鈍麻が見られる。膝蓋腱反射、大腿四頭筋は L2 〜 L4 支配なので障害されない。2次ニュウロン障害なので足クローヌスは見られない。**解答：a、e**

問題 171　問題 170 の患者の以下のどの神経根が圧迫されているための症状と考えるか。

a　L3
b　L4
c　L5
d　S1
e　S2

問題 171
解説：問題 170 参照。**解答：c**

問題 172　51 歳の男性。飲酒後に階段から転倒し、顔面を強打し直後から四肢麻痺となり、救急車で搬送された。意識消失はなかった。麻痺は搬送中に急激に良くなり、来院時には握力低下（右9、左4Kg）と両手の軽度の感覚異常を認めるのみであった。なお、数年前から、首を伸展位にすると両手のしびれ感を自覚していたが放置していた。

この患者の頸椎エックス線 CT を図 54 に示す。

四肢麻痺をもたらす要因はどれか。

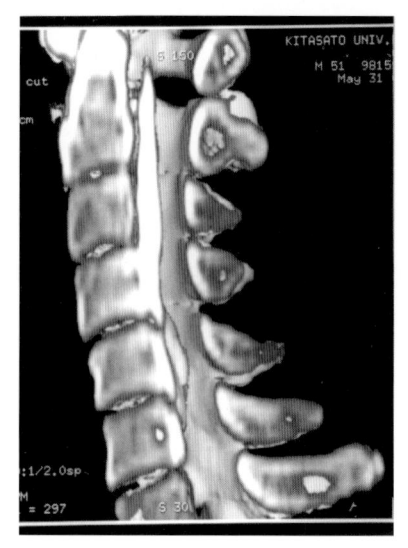

図 54

(1) 脳挫傷
(2) 後縦靱帯骨化症
(3) 頸髄損傷
(4) 一過性脳虚血発作
(5) てんかん

a (1)(2)　　b (1)(5)　　c (2)(3)　　d (3)(4)　　e (4)(5)

問題172

解説：エックス線CTでは椎体後面にC1〜C6まで、後縦靱帯骨化症が見られ、脊椎管は狭窄している。このような状態で、今回は顔面を打撲して頸部の過伸展外傷が加わり、頸髄損傷が生じて、四肢麻痺をきたしたものと考える。既往歴で頸部の伸展位で、両手がしびれたというのは、この患者にとって、頸部の伸展位が頸髄に悪影響を与えることを示唆している。意識消失はないので脳挫傷、てんかんは考えにくい。また、一過性脳虚血発作を考えた場合、四肢麻痺ということになると、脳幹梗塞を考慮するが、意識消失はなく、脳神経障害も

ないので考えにくい。前脊髄動脈 anterior spinal artery の虚血によるものは急激な痛みに続いて、弛緩性四肢麻痺、感覚解離（温痛覚障害、振動覚・位置覚正常）、膀胱直腸障害をきたすのでこの症例とはいささか臨床経過が異なる。

解答：c

11）機能的脳神経外科・てんかん

問題173　顔面痙攣（facial spasm）について正しいのはどれか

(1)　中年以降の女性に多い
(2)　動脈の圧迫に起因することが多い
(3)　顔面の感覚障害を伴うことが多い
(4)　両側性であることが多い
(5)　全身痙攣を伴うことが多い

a (1)(2)　　b (1)(5)　　c (2)(3)　　d (3)(4)　　e (4)(5)

問題173
解説：典型的な顔面痙攣 facial spasm は一眼の周囲からはじまり、眼輪筋の小さな収縮がおこるようになり、徐々に顔面全体に及ぶ。中年以降の女性に好発し、一側性が多く、ストレス、不安などで増強する。長期にわたると軽度の顔面神経麻痺が見られることがある。最も多い原因は顔面神経の root entry（または exit）zone における正常または動脈硬化などで蛇行、進展した前下小脳動脈 anterior inferior cerebellar artery、後下小脳動脈 posterior inferior cerebellar artery による圧迫である。動静脈奇形、小静脈も時に圧迫の原因となる。治療は保存的治療として、clonazepam、carbamazepine などが投与される。外科的には後頭蓋窩開頭で、root entry（または exit）zone（中枢性ミエリンと末梢性ミエリンの移行部で軸索はシュワン細胞でおおわれていない部分、橋より 0.5～1.0cm）における動脈の圧迫を除去する神経血管減圧術 neurovascular（または microvascular）decompression が有効である。解答：a

問題174 以下の組み合せで誤りはどれか。2つ選べ。

a　回転（向反）発作――――側頭葉
b　焦点性運動発作――――頭頂葉
c　聴覚性発作――――――側頭葉
d　視覚性発作――――――後頭葉
e　精神運動発作――――――側頭葉

問題174
解説：問題82参照。**解答：a、b**

問題175 50歳、女性。6ヵ月前から起床時の頭痛、頭重感を自覚していた。朝食時にけいれん発作をおこし、救急車で搬送された。来院時には、けいれんはおさまっていたが、軽度の意識障害と右不全片麻痺およびうっ血乳頭が認められた。来院後、約30分頃から意識は清明となり、片麻痺は消失した。なお、高血圧、高脂血症、糖尿病の既往はない。

病歴、神経症状、来院後の経過から最も正しいのはどれか。

a　意識障害の原因として代謝性疾患が考えられる
b　けいれんの原因として左側運動野近傍の病変が考えられる
c　うっ血乳頭の原因としてけいれん発作が考えられる
d　片麻痺の原因として一過性脳虚血発作が考えられる
e　けいれんの原因として汎下垂体機能低下症が考えられる

問題175
解説：けいれんには原因として、器質性病変が認められるものと、そうでないものがある。成人発症のけいれん患者では特に、脳腫瘍、脳動静脈奇形などの器質性病変の存在の有無を検索しなければならない。この患者では、うっ血乳頭が見られることから、占拠性病変の存在が示唆され、代謝性疾患や汎下垂体機能低下症は考えがたい。けいれん後に右片麻痺が出現したのはけいれん後の

Toddの麻痺（Todd's paralysis）といわれる状態であり、器質性病変があるとすれば、左前頭葉の運動野ないしはその近傍が考えられる。**解答：b**

12）その他（インフォームド・コンセントなど）

問題 176 未破裂脳動脈瘤の患者が開頭手術の当日に「手術を受けたくない」と担当の看護婦に訴えているとの報告を受けた。すでに、手術の説明は済んでおり、承諾書も提出されている。

受持医の対応として最も適切なのはどれか。

a　患者から直接話を聞く。
b　手術を中止して瘤の塞栓術を行う。
c　患者の説得を家族に依頼する。
d　他の病院への転院をすすめる。
e　予定通り手術を行う。

問題 176
解説：インフォームド・コンセント（Informed consent）は医療側の的確な診療情報の提供とそれに関して患者がきちんと理解することである。「手術を受けたくない」との患者の意向は医療を施行する側が情報を提供したものの、患者の理解が不十分であったことを物語っており、適切なインフォームド・コンセントがなされたとはいえない。今一度、「患者から直接話を聞く。」ことから、はじめるべきである。**解答：a**

問題 177 29歳の女性。脳動静脈奇形と診断され、摘出手術を勧められた。担当医から病状や手術について説明を受け、承諾し手術を受けた。手術後、術創からの出血が続き、再手術が行われたが、術後に著しい脳浮腫が出現して死亡した。家族は初回手術の適応と過誤とについて担当医を相手に損害賠償請求訴訟を提起した。

術前の医師の説明義務として、特に重要なのはどれか。

(1) 患者よりも家族に対し、十分に説明する
(2) 手術についての危険性をよく説明する
(3) 手術しなかった場合の症状経過を説明する
(4) 手術に代わる治療法について説明する
(5) 手術治療費について正確な情報を示す

a (1)(2)(3)　　b (1)(2)(5)　　c (1)(4)(5)　　d (2)(3)(4)　　e (3)(4)(5)

問題177

解説：問題176参照。動静脈奇形など中枢神経系に疾患を有する患者の治療について説明するべきことは1) 疾患の自然経過について、すなわち、このまま放置するとどのような経過をたどるかについて説明する。2) 治療を積極的に行うならばどのような選択肢があるかについて説明する。摘出術、放射線治療、血管内治療など、各々の治療方法の利点と欠点（危険性、合併症）について話す。当然、治療の目的について正確に話す。本人が確実に説明について理解しているか否かを把握するために、上記の説明は1度だけではなく、必ず2度以上、間隔をあけて繰り返して行う。**解答：d**

索　引

〔A〕

アーガイル・ロバートソン瞳孔　32
アキレス腱反射　9,10
悪性星細胞腫　66
悪性黒色腫　37
悪性リンパ腫　36,63
悪性神経膠腫　36
アミロイドアンギオパチー　93
鞍上部胚細胞腫　46
鞍結節部髄膜腫　43,46
abducens nerve　1
acalcuria　23
accessory nerve　2
achilles reflex　8,10
acoustic nerve　2
acoustic neurinoma　33
acromegaly　32,49
ACTH producung tumor　32
acute hydrocephalus　84
acute subdural hematoma　100
adversive seizure　63
agraphia　23
alexia　23
Alzheimer病　107
amnesia　33
amyloid angiopathy　93
analgesia　12
anesthesia　12
anestesia dolorosa　131
anterior choroidal artery　14

anterior communicating artery　14
anterior spinothalamic tract　11
aortic arch　13
aphasia　22
aqueductal stenosis　32
arachnoid cyst　46,123
Argyll Robertson pupil　32,53
α fetoprotein　34,54
artery　13
astrocytoma　30
ataxic respiration　20
auditory brainstem response　50
auditory seizure　63
automatism　33
autoregulation　15

〔B〕

馬尾障害　133
馬尾性間歇性跛行　133
尾状核　1,91
尾状核出血　88
びまん性軸索損傷　118
びまん性脳損傷　118
微細触覚　11
部分発作　62
ブラウン−セカール　11
帽状腱膜下血腫　105
膀胱・直腸障害　128
乏突起膠腫　35
乏突起神経膠腫　67
Babinski徴候　8

basal skull fracture　*101*
Battle 徴候　*103*
benign astrocytoma　*66*
biceps reflex　*10*
bitemporal hemianopsia　*24*
blow-out fracture　*101*
brachioradialis reflex　*10*
brain abscess　*35*
brain edema　*18,68*
brain death　*25*
brain herniation　*17*
brainstem glioma　*56*
Broca 領域　*6*
Broca 失語　*22*
Brown-Séquard 症候群　*11,129*
bruit　*75,104*
Bruns 眼振　*33*

〔C〕

着衣失行　*23*
中硬膜動脈　*14,100,101*
中脳　*3*
中脳水道　*119*
中脳水道狭窄　*32*
中心後回　*11*
中心線偏位　*112*
中心前回　*7*
中枢性過呼吸　*20*
超皮質性感覚失語　*22*
超皮質性運動失語　*22*
聴覚性発作　*63,144*
蝶形骨縁ヘルニア　*19*
聴神経　*2*
聴神経鞘腫　*33,50*
聴性脳幹反応　*50*
café au lait 色素斑　*37*
calcification　*35*

caloric test　*50*
carotid endarterectomy　*96*
carpal tunnel syndrome　*131*
caudate hemorrhage　*88*
caudate nucleus　*1*
cavernous angioma　*97*
cavernous sinus　*3*
CCF　*104*
central herniation　*19*
central hyperventilation　*20*
centrum semiovale　*7*
cerebellar astrocytoma　*60*
cerebral aneurysm　*68*
cerebral arteriovenous malformation
　71
cerebral blood flow　*14*
cerebral blood volume　*18*
cerebral concussion　*100*
cerebral contusion　*100*
cingulate herniation　*19*
cervical intervertebral disc　*127*
cerebral ischemia　*15*
cerebral peduncle　*6*
cerebral perfusion pressure　*15,112*
cerebral pressure cone　*17*
cerebral venous pressure　*18*
chemosis　*75*
Cheyne-Stokes 呼吸　*20*
Chiari 奇形　*130,134*
Chiari Ⅰ型奇形　*122,134*
Chiari Ⅱ型奇形　*122*
chondroma　*35*
choriocarcinoma　*34*
chronic subdural hematoma　*107*
ciliospinal reflex　*25*
cisternography　*69*
clipping 手術　*90*
clival chordoma　*35*

coil embolization　*94*
common carotid artery　*13*
conjunctivial chemosis　*104*
constructional apraxia　*23*
convergence　*9*
corneal reflex　*25*
corticospinal tract　*7*
cough reflex　*26*
craniopharyngioma　*30*
cremasteric reflex　*8*
CSF leakage　*103*
CSF otorrhea　*103*
CSF rhinorrhea　*103*
Cushing 徴候　*21*
Cushing 現象　*20*
cyst　*45*
cyst-peritoneal shunt　*123*

〔D〕

第三脳室　*1,119*
第四脳室外側孔　*119*
第四脳室正中孔　*119*
大動脈弓　*13*
大後頭孔ヘルニア　*19,84*
大孔減圧術　*131*
大脳鎌下ヘルニア　*19*
大脳脚　*6*
脱臼骨折　*107*
伝導性失語　*22*
動眼神経　*1,4,6*
動眼神経麻痺　*70,90*
動静脈奇形　*81,82*
同名半盲　*24,65*
Dandy Walker 症候群　*122,124*
decompression　*143*
deep reflex　*8*
déjà vu　*33,66*

delayed traumatic intracerebral hematoma　*110*
delayed vasospasm　*68*
depressed fracture　*105*
dermatome　*11*
dermoid cyst　*35*
developmental narrow canal　*127*
diabetes incipidus　*32*
diffuse axonal injury　*118*
diffuse brain injury　*118*
dissecting aneurysm　*94*
dissecting aneurysm of vertebral artery　*71*
draining vein　*81*
dreamy state　*33,62*
dressing apraxia　*23*
dural AVM　*75*
dural tail sign　*40*
dysesthesia　*12*
dysraphism　*122*

〔E〕

延髄　*3*
延髄外側症候群　*4,71*
embolization　*40,41*
embryonal carcioma　*34*
empty delta sign　*82*
encephalo-duro-arterio-synangiosis　*74*
encephalo-myo-synangiosis　*74*
endarterectomy　*77*
endodermal sinus tumor　*34*
enophthalmos　*101*
entrapment neropathy　*9*
ependymoma　*30,137*
epidermoid　*30*
erythropoietin　*33*
exophthalmos　*75*

external carotid artery　*14*
extradural tumor　*128*

〔**F**〕

吹き抜け骨折　*101*
腹壁反射　*8*
副神経　*2,5*
輻湊　*9*
噴出状嘔吐　*17*
不全麻痺　*8*
facial nerve　*2*
facial spasm　*143*
false localizing sign　*120*
fasciculation　*8*
feeding artery　*81*
fine touch　*11*
finger agnosia　*23*
flaccid hemiparesis　*73*
flaccid motor paresis　*8*
focal motor seizure　*62*
foramen magnum decompression　*131*
foramen ovale　*2*
foramen rotundum　*2*
foraminal herniation　*19*
forced grasping reflex　*8*
Foster Kennedy 症候群　*33*
funicular pain　*128*

〔**G**〕

外頸動脈　*14*
外傷性くも膜下出血　*109*
外傷性てんかん　*113*
外傷性頸動脈海綿静脈洞瘻　*104*
外側脊髄視床路　*11*
外側膝状体　*24*
外転神経　*1,4*

外転神経麻痺　*17,58*
眼動脈　*13*
眼窩部雑音　*75,98*
眼窩底部破裂骨折　*101*
眼球陥凹　*101*
眼球頭反射　*25*
眼球突出　*75,98*
顔面痙攣　*143*
顔面神経　*2,4,5*
眼振　*9*
偽局所徴候　*120*
既視感　*33,62*
後大脳動脈　*14*
後縦靱帯　*13*
後交通動脈　*14*
後頭下穿刺　*129*
galactorrhea-amenorrhea syndrome　*32*
garland-lile　*65*
generalized seizure　*62*
germinoma　*30,34*
Gerstmann 症候群　*23,89*
gigantism　*32*
glioblastoma　*35*
glossopharyngeal nerve　*2*
γ-knife　*36,72*
growing skull fracture　*105*
growth hormone producung tumor　*32*

〔**H**〕

胚細胞腫　*30,34,54*
半卵円中心　*7*
半側空間無視　*23,73*
拍動性眼球突出　*104*
皮膚分節　*11*
被殻出血　*72*
非交通性脊髄空洞症　*131*
皮質下出血　*71,80*

皮質脊髄路　7
表在反射　8
平皿状変化　45
閉塞性水頭症　32
壁在結節　55,60
歩行障害　127
星細胞腫　30
HCG　33,54
hemangioblastoma　30,33,137
hemispatial neglect　23,73
Hoffmann 徴候　9
homonymous hemianopsia　24
Horner 症候群　4,9
human chorionic gonadotropin　33
Hunt & Kosnik 分類　77,90
hyperalgesia　12
hypercapnia　18
hyperesthesia　12
hyperreflexia　8
hypertensive hydrocephalus　68
hyperthermia　18
hypertonus　8
hypesthesia　12
hypoalgesia　12
hypoglossal canal　2
hypoglossal nerve　2
hypothermia　18

〔I〕

異常感覚　12
一過性脳虚血発作　73,95
インフォームド・コンセント　145
咽頭反射　26
意識清明期　100,109
位置覚　11
1次性くも膜下出血　71
idiopathic CCF　104

Informd consent　145
innominate artery　13
intermittent claudication　133
internal auditory canal　2
internal capsule　7
internal carotid artery　13
intracerebral steal　75
intracranial pressure　14
intradural extramedullary tumor　128
intramedullary tumor　128

〔J〕

上眼窩裂　1,2,103
上方注視麻痺　32,53
上位（一次）ニューロン障害　8
上衣腫　30,59,128,137
上行性テント切痕ヘルニア　19
静脈洞血栓症　82
静脈洞造影　40
静脈性虚血　71
上腕二頭筋反射　10
上腕三頭筋反射　10
上矢状静脈洞　101
絨毛癌　34
Jackson 型発作　62
Jacksonian seizure　62
jaw reflex　10
jugular foramen　2

〔K〕

下顎反射　10
貝柱様変化　130
下位（二次）ニューロン障害　8
海綿状血管腫　97
海綿静脈洞　44
海綿静脈洞部　3

索引

海綿静脈洞部内頸動脈瘤　70
海綿静脈洞部硬膜AVM　75
海綿静脈洞部硬膜動静脈奇形　98
解離性動脈瘤　94
解離性感覚麻痺　131
解離性椎骨動脈瘤　71
回転発作　63,144
花環状　65
角膜反射　25
カロリックテスト　50
陥没骨折　105
感覚解離　11,129
間歇性跛行　133
間接バイパス手術　74
完全麻痺　8
下垂体小人症　32
下垂体腺腫　30,32,46
下垂体卒中　31,106
滑車神経　1
奇形腫　34
筋萎縮　128
筋トーヌス　8
気脳症　113
起立性低血圧　73
嗅覚異常　33
嗅覚性発作　62
嗅窩髄膜腫　33,43
嗅神経　103
急性硬膜外血腫　100,109,110
急性硬膜下血腫　102,111,115
急性水頭症　84
橋　3
共同上方注視麻痺　4
局在性触覚　11
強制把握反射　8
巨人症　32
くも膜下出血　31,68,70,71,83,87,94
くも膜嚢胞　46,123

クッシング病　32
空洞・腹腔短絡術　131
空洞・くも膜下腔短絡術　131
躯幹性運動失調　59
頸部椎間板ヘルニア　127
けいれん　144
血管芽腫　30,33,55,137
血管原性間歇性跛行　133
血管内治療　104
経蝶形骨洞手術　106
痙直性運動障害　128
頸動脈内膜剥離術　77,96
頸動脈孔　2
痙性　8
痙性麻痺　11
痙性対麻痺　129
頸椎椎間板障害　136
血腫の診断　27,80
健忘　33
結膜充血　75,104
結節硬化症　37
コイル塞栓術　94
高張減圧剤　78
膠芽腫　35,65
睾丸筋反射　8
鉤ヘルニア　19
鉤発作　62
後縦靱帯骨化症　142
後下小脳動脈　94
抗血小板療法　77
抗血小板薬　95
高血糖　112
硬膜AVM　76,104
硬膜動静脈奇形　75
硬膜外血腫　101
硬膜外腫瘍　128
硬膜内髄外腫瘍　128,139
硬膜内髄内腫瘍　128

索　引　7

硬膜増強効果　40
後脈絡叢動脈　14
構成失行　23,89
高体温　18,112
交代性片麻痺　6
高炭酸ガス血症　18
交通性脊髄空洞症　130
後頭蓋窩減圧術　131
呼吸性アシドーシス　15
根性疼痛　128
後索　11
骨膜下血腫　105
固有受容性感覚　11
Kernohan notch　20,100

〔L〕

lateral geniculate body　24
lateral medullary syndrome　4
lateral spinothalamic tract　11
left-right disorientation　23
lenticulostriate artery　13,72
light reflex　25
light touch　11
linear fracture　100
localized tactile sensation　11
lower neuron disturbance　8
lucid interval　100
Luschka 孔　119

〔M〕

マリオット盲点　17
慢性硬膜下血腫　107,110,117
末端肥大症　32,49
右総頸動脈　13
無名動脈　13
無信号域　74,81

眼鏡様血腫　103
迷走神経　2,5
網膜出血　17
網膜前出血　70
絞扼性末梢神経障害　9
毛様状星胞腫　60
毛様体脊椎反射　25
モヤモヤ病　73,79,87
Magendie 孔　119
malignant astrocytoma　66
malignant glioma　36
malignant lymphoma　36
malignant melanoma　37
mammillary body　1
Mariotte spot　17
medial lemniscus　11
medial longitudinal fasciculus　9
median nerve　131
medulla　3
medulloblastoma　30
meningioma　30
metastatic brain tumor　34
Meyer's loop　24
midbrain　3
middle meningeal artery　14,100
midline shift　112
Millard-Gubler 症候群　7
MLF　9
Monro 孔　119
Monro-Kellie doctrine　19
morning headache　17
motor aphasia　6
moya moya disease　73
multiple aneurysm　69
mural nodule　55
muscle atrophy　128
myelomeningocele　122

〔N〕

内胚葉洞腫瘍　34
内包　7
内頸動脈　13
内頸動脈眼動脈分岐部動脈瘤　70
内頸動脈海綿静脈洞瘻　114
内頸動脈後交通動脈分岐部動脈瘤　70,90
軟骨腫　35
内側縦束症候群　9
内側毛帯　11
内耳孔　2
におい発作　33
乳汁分泌過多・無月経症候群　32
乳頭炎　17
乳頭体　1
2次性くも膜下出血　71
尿崩症　32
尿失禁　127
脳動脈癌　68,83,87
脳動静脈奇形　71
脳浮腫　18,68
脳ヘルニア　17,19
囊胞　45
囊状動脈瘤　94
脳静脈圧　18
脳幹部神経膠腫　56
脳灌流圧　15,74,112
脳血液量　18
脳血管内治療　99
脳血管の自動脳　15
脳血管攣縮　68
脳血管性痴呆　107
脳血流　14,16
脳虚血　15
脳梗塞　86
脳内血腫　87

脳膿瘍　35,61,63
脳梁症候群　6
脳室ドレナージ　69,91
脳室腹腔短絡術　69,120,127
脳室内逆流　69,127
脳室内出血　71,87,91
脳死　25
脳振盪　100
脳脊髄液　14
脳槽造影　69
脳底動脈先端部近傍動脈瘤　70
脳挫傷　100
neurinoma　29
neurocutaneous melanosis　37
neurocutaneous syndrome　37
neurogenic intermittent claudication　133
neurovascular decompression　143
nidus　81
normal pressure hydrocephalus　68,127
NPH　68,127
nystagmus　9

〔O〕

黄斑回避　24
黄靭帯　13
温度眼振検査　50
温度覚鈍麻　12
温度覚過敏　12
温度覚消失　12
oculocephalic reflex　25
obstructive hydrocephalus　32
oculomotor nerve　1
olfactory groove meningioma　33
olfactory nerve　103
olfactory seizure　62
oligodendroglioma　35,67

optic atrophy 17
optic canal 2
optic nerve 2
optic nerve injury 101
optic nerve glioma 32
optic radiation 24
optic tract 24
ophthalmic artery 13
orthostatic hypotension 73

〔P〕

パンダの眼徴候 103
パリノー徴候 32
プロラクチン分泌抑制因子 49
プロラクチン産生腫瘍 32,49
Papetz回路 1
papilledema 17
papillitis 17
paralysis 8
paresis 8
paresthesia 12
Parinaud 徴候 53
Parinaud sign 32
partial seizure 62
patellar reflex 10
pearl & string sign 94
perforating artery 13
periventricular lucency 125
pharyngeal reflex 26
PIF 49
pilocytic astrocytoma 60
pineal body 1
pineal tumor 32
pituitary adenoma 30
pituitary apoplexy 31
pituitary dwarfism 32
placental alkaline phosphatase 34

pneumocephalus 113
polycythemia 33
pons 3
pontine glioma 56
positional sense 11
postcentral gyrus 11
posterior cerebral artery 14
posterior choroidal artery 14
posterior column 11
posterior communicating artery 14
posterior fossa decompression 131
posterior inferior cerebellar artery 94
posterior longitudinal ligament 13
precentral gyrus 7
preretinal hemorrhage 70
primary subarachnoid hemorrhage 71
projectile vomiting 17
prolactin 33
prolactinoma 32
prolactine inhibitory factor 49
proprioceptive sensation 11
psychical seizure 62
psychomotor seizure 33,62
pulsating exophthalmos 104
putaminal hemorrhage 72
PVL 125
pyramidal tract 7
pyramidal tract sign 8

〔R〕

ラセーグ徴候 140
卵円孔 2
卵黄嚢腫瘍 34
落陽現象 120
リング状増強効果 35,61,63
良性星細胞腫 66
両耳側半盲 24,48

流入動脈　81
流出静脈　81
類皮腫　35
類上皮腫　30
レンズ核線条体動脈　13,72
radiation therapy　72
radiosurgery　72
re-build up　74
respiratory acidosis　15
retinal hemorrhage　17
ring enhancement　35
Romberg 徴候　8
root entry zone　143
root pain　128

〔S〕

サドル状感覚消失　133
再徐波化　74
再出血　69,83
錯感覚　12
鎖骨下動脈　13
左右識別障害　23,89
三叉神経　1,5
振動覚　11
進行性頭蓋骨骨折　105
弛緩性片麻痺　73
弛緩性運動麻痺　8
弛緩性運動障害　128,133
視覚性発作　63,144
視覚性てんかん　33
視交叉症候群　48
視神経　2
視神経萎縮　17
視神経管　2,103
視神経膠腫　32,46
視神経損傷　101
失調性呼吸　20

失読　23
失語症　22,65
先行　6
失名辞失語　22
失認　6
失算　23,89
失書　23,89
神経芽腫　34
正円孔　2
神経原性間歇性跛行　133
神経皮膚黒色症　37
神経・皮膚症候群　37
神経管閉鎖不全　122
神経血管減圧術　143
神経鞘腫　29,128,130,139
神経線維腫症　37
松果体　1
触覚鈍麻　12
触覚過敏　12
触覚消失　12
尺骨神経麻痺　132
小脳星細胞腫　60
小脳扁桃ヘルニア　19
小脳出血　84,87
焦点性運動発作　62,144
錐体路　7
斜台脊索腫　35
手指失認　23,89
手根管症候群　131
正中神経　131
正中ヘルニア　19
松果体部腫瘍　32
植物状態　25
照射療法　72
四肢麻痺　84,141
深部反射　8
視放線　24
視索　24

視床　85
視床出血　72
視床穿通動脈　72
視野障害　24
錐体路徴候　8
浅側頭動脈　14
浅側頭・中大脳動脈吻合術　74,79
成長ホルモン産生下垂体腺腫　49
成長ホルモン産生腫瘍　32
正常圧水頭症　68,107,127
精神発作　62
精神運動発作　33,62,144
咳反射　26
脊椎管狭窄症　133
脊髄空洞症　130,135
脊髄横断症状　129
脊髄腫瘍　128
脊髄性疼痛　128
脊髄髄膜瘤　122
石灰化　35,67
線維束攣縮　8
線状骨折　100
穿頭・洗浄術　108,116
穿通枝　13
脊椎管　13
脊椎管狭窄　12
脊髄半側切截症候群　129
粗大触感　11
塞栓術　40,41,99,104
側頭葉てんかん　33,62
saccular aneurysm　94
sacral sparing　11
saddle anesthesia　133
saucer-like configulation　45
scallopping　130
secondary subarachnoid hemorrhage　71
sensory dissociation　11,129

setting sun phenomenon　120
signal void　74,81
sinography　40
sinus thrombosis　82
somatosensory seizure　63
spasticity　8
spastic paraparesis　129
spastic paresis　128
sphenoid ridge herniation　19
spinal canal　13
spinal cord tumor　128
spontaneous carotidcavernous fistula　75
3rd ventricle　1
STA・MCA anastomosis　74
steal phenomenon　71
sturge-Weber病　37
subarachnoid hemorrhage　31,68
subclavian artery　13
subcortical hemorrhage　71
subdural-peritoneal shunt　116
subgaleal hematoma　105
subperiosteal hematoma　105
superficial abdominal reflex　8
superficial temporal artery　14
superficial reflex　8
superior orbital fissure　1
syringobulbia　131
syringomyelia　130
syringo-peritoneal shunt　131
syringo-subarachnoid shunt　131

〔T〕

多発性脳動脈瘤　69
対光反射　25
帯状回ヘルニア　19
多血症　33

体位感覚性発作　63
垂れ手　132
胎児性癌　34
胎盤性アルカリフォスファターゼ
　34,54
遅発性脳内血腫　110
痴呆症状　127
椎骨動脈　13,94
椎体関節の肥厚　13
痛覚鈍麻　12
痛覚過敏　12
痛覚消失　12
低体温療法　18,112
転移性脳腫瘍　34,35,63,65
転移性腫瘍　128
天幕切痕ヘルニア　100
テント切痕ヘルニア　19,102
膝蓋腱反射　10
盗血現象　71
橈骨神経麻痺　132
特発性頸動脈海綿静脈洞瘻　75,98
突発性CCF　104
temporal lobe epilepsy　33
teratoma　34
tetraparesis　84
thalamic hemorrhage　72
thalamoperforating artery　72
thermoanesthesia　12
thermohyperesthesia　12
thermohypesthesia　12
TIA　95
trigeminal nerve　1
Tinel 徴候　9,131
Todd 麻痺　62,145
Todd's palsy　62
Todd's paralysis　145
transient ischemic attack　73
transsphenoidal approach　106

transtentorial herniation　19
traumatic epilepsy　113
traumatic carotid-cavernous fistula　104
triceps reflex　10
trochlear nerve　1
trunkal ataxia　59
tuberculum sella meningioma　43
tuberous sclerosis　37

〔U〕

ウイリス動脈輪閉塞症　73
運動麻痺　6
運動性失語　6
うっ血乳頭　17
untinate fit　33,62
upper neuron disturbance　8
upward tentorial herniation　19

〔V〕

vagus nerve　2
vanillylmandelic acid　33
ventricular drainage　69
ventricular hemorrhage　71
ventriculo-peritoneal（VP）shunt　69
venous ischemia　71
ventricular reflux　69,127
vertebral artery　13
vestibular reflex　25
vibration sense　11
visual seizure　33,63
VMA　33
von Hippel-Lindau 病　37
VPシャント　120

〔W〕

腕橈骨筋反射　10
鷲手　132
Wallenberg症候群　4,71
Weber症候群　6
Wernicke失語　22
Willis動脈輪　14
Willis動脈輪閉塞症　79

〔Y〕

横静脈洞・S状静脈洞部硬膜AVM　75
腰椎穿刺　129
腰椎椎間板ヘルニア　141
yellow ligament　13
yolk sac tumor　34

〔Z〕

雑音　104

自動症　33,62
頭蓋咽頭腫　30,46
頭蓋内圧　14,18
頭蓋内圧亢進　78
頭蓋底骨折　101,103
髄液鼻漏　103
髄液漏　103
髄液耳漏　103
髄芽腫　30,59
髄膜腫　30,40,41,44,128,139
髄内腫瘍　137
前交通動脈　14
前交通動脈瘤　46
前脈絡叢動脈　14
全身けいれん　62
前脊髄視床路　11
前庭反射　25
前頭葉　6
舌咽神経　2,5
舌下神経　2,5
舌下神経管　2

著者略歴

宮坂 佳男
みやさか よしお

昭和21年4月11日生，医学博士，日本脳神経外科学会専門医

所属 大和市立病院脳神経外科
　　　〒242-8602　神奈川県大和市深見西8-3-6
　　　Tel：046-260-0111（代）
　　　Fax：046-260-3366

昭和21年4月　北海道に生まれる
昭和46年3月　北海道大学医学部卒業，脳神経外科専攻
昭和48年4月～北里大学病院脳神経外科
昭和51年4月～北里大学医学部脳神経外科講師
昭和55年1月～チューリッヒ大学にて顕微鏡手術の研修
昭和60年5月～北里大学医学部脳神経外科助教授
平成13年3月～北里大学医学部脳神経外科教授
平成13年4月～大和市立病院脳神経外科科長
平成13年4月～北里大学医学部客員教授，現在に至る

〔専門〕脳血管障害

〔学会役員〕評議員　日本脳神経外科学会，日本脳卒中学会，日本脳循環代謝学会，日本神経眼科学会

〔著書〕 1. 眼科 Mook No4　神経眼科へのアプローチ（金原出版，分担）1978
　　　　2. 眼科 Mook No30　視神経とその疾患（金原出版，分担）1986
　　　　3. 眼科 Mook No35　視神経科最近の進歩（金原出版，分担）1987
　　　　4. 病態別脳卒中治療マニュアル（医学院，分担）1991
　　　　5. 脊椎脊髄治療マニュアル（医学書院，分担）1994
　　　　6. 頭蓋底外科（医学書院，分担）1994
　　　　7. 脳卒中臨床マニュアル（Springer Tokyo，分担）1998
　　　　8. ブレインアタック，超急性期の脳卒中診療（中山書店，分担）1999
　　　　9. 知っておきたいくも膜下出血—その臨床の最前線—（新興医学出版社）2000

ⓒ2001　　　　　　　　　　　　　　　　　　　第1版発行　2001年6月25日

脳神経外科ケース・スタディー

病歴、神経症状、画像から脳神経外科疾患を学ぶ

定価（本体2,500円＋税）

検印省略	

著　者　　宮坂　佳男
発行者　　服　部　秀　夫
発行所　　株式会社　新興医学出版社
〒113-0033　東京都文京区本郷6丁目26番8号
電話　03（3816）2853　　FAX　03（3816）2895

印刷　株式会社 藤美社　　ISBN4-88002-435-X　　郵便振替　00120-8-191625

・本書およびCD-ROM（Drill）版の複製権・翻訳権・上映権・譲渡権・公衆送信権（送信可能化権を含む）は株式会社新興医学出版社が所有します。
・JCLS〈(株)日本著作出版権管理システム委託出版物〉
　本書の無断複写は著作権法上での例外を除き禁じられています。複写される場合は、その都度事前に(株)日本著作出版権管理システム（電話03-3817-5670，FAX 03-3815-8199）の許諾を得てください。